─ 신규 간호사를 위한 진짜 실무 팁 ─

프셉마음

KB212775

드림널스
DREAM NURSE

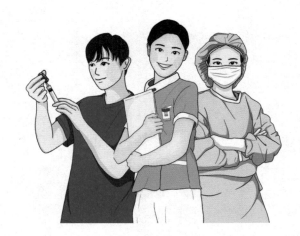

"꿈꾸는 간호사들의 디딤돌, 드림널스입니다."

프셉마음 도서 특징

친숙함을 담은 대화체

'프셉마음'은 전반적으로 프리셉터와 프리셉티의 1:1 대화를 컨셉의 대화체로 구성되어있습니다. 많은 프리셉티분들이 업무 중 궁금했던 부분을 모아 담았습니다.

실무의 현장감을 담은 특별한 구성

'프셉마음'은 실제 업무에서 볼 수 있는 현실적인 CASE를 기반으로 프리셉터가 알려주는 실무 팁, 프리셉티가 할 수 있는 사소한 오류들까지 생생하게 담았습니다. 타 도서와는 차별화된 구성으로 실무의 핵심을 짚어드립니다.

전문 프셉마음 자문·감수단을 거쳐 높아진 전문성과 신뢰도

'프셉마음'은 실제 임상에서 볼 수 있는 실무를 담은 실무서입니다. 전국의 수많은 병원, 그 아래 속한 다양한 부서들의 특성을 담아보고자 여러 병원, 각 분야의 현직 간호사를 포함한 전문가분들께 자문 및 감수를 받아 제작하였습니다.

다만, 실무서인 만큼 병원별로 원내 지침에 따라 다를 수 있습니다. 해당 도서를 참고로 각 병원별, 부서별 지침에 따라 실무에 적용하는 것을 추천드립니다.

드림널스는 앞으로 나아갈 후배 간호사분들을 위해 꾸준하게 간호 교육 콘텐츠를 개발하겠습니다. 함께 같은 길을 걷게 된 모든 여러분을 응원합니다.

💬 프셉마음의 기본 구성

프셉마음은 간호 근거 이론을 기반으로 실무의 현장감을 담아 제작한 실무서입니다.
기존 도서에는 없었던 프셉마음 도서만의 특별함을 알려드립니다.

Case

업무를 하다 보면 정말 새로운 상황이 많이 생기죠?
실제 업무를 하며 자주 볼 수 있는 상황을 CASE로 담아 어떻게 해결해야 하는지
차근차근 알려드릴게요.

✔ TIP

선배만의 실무 노하우를 소개하는 코너예요. 임상 간호 꿀팁과 함께 알아두면 좋을 탄탄한 기초
지식을 담았어요. 혼자서 척척 해내는 멋진 간호사로 만들어드릴게요!

! 잠깐

잠깐! 코너는 집중이 필요한 코너예요. 실제 간호 업무를 하면서 발생 가능한 환자안전사고,
주의사항, 업무 중 놓치기 쉬운 사항을 담았어요. 지피지기면 백전백승, 미리 알아두고 실수
하지 않도록 해요!

➕ 한 걸음 더

MASTER 간호사로 성장하기 위해 꼭 필요한 핵심 지식을 담았어요. 처음엔 다소 어려울 수 있
는 내용이지만 MASTER를 꿈꾼다면 여기를 주목해주세요!

머리말

학생간호사 시절 가장 어려운 파트 중 하나로 항상 신경계 간호를 손에 꼽았던 기억이 납니다. 그래서인지 신경과에 처음 발령받았을 때 어떻게 공부할지 몰라 막막하고 환자를 보면 두려운 마음만 앞섰던 것 같습니다.

교과서에 나와 있는 내용을 노트에 적어 가며 열심히 공부했는데, 막상 출근해서 실무를 하다 보면 공부한 내용은 어디론가 증발해 버리고 환자 앞에서 쩔쩔매게 되는 경험은 이제 막 학교를 졸업한 신규 간호사라면 누구나 겪게 되는 과정이라고 생각합니다.

바쁘게 돌아가는 임상에서 궁금한 것이 생길 때마다 해결할 방법이 없어 어려움을 겪고 있을 신규 간호사를 위해 항상 옆에 있는 친근한 프리셉터의 마음으로 이 책을 발간하였습니다. 임상에서 발생하는 다양한 상황에서 어떻게 대처해야 하는지, 환자를 볼 때 무엇을 중점적으로 보아야 하는지 교과서에는 속 시원히 나와 있지 않은 내용을 담고자 했으며, 이론적인 내용보다는 이해하기 쉬운 Q&A 형식의 설명으로 방대한 양의 신경계 간호 중에서도 신규 간호사가 꼭 알아야 할 내용만을 알기 쉽게 구성하였습니다.

환자를 대해 본 경험은 학생간호사 실습 시 어깨 너머로 배웠던 것이 전부인 예비 간호사 및 경험이 적은 신규 간호사를 위해 최대한 임상 현장의 생생함을 담고자 하였습니다. 이 책을 통해, 어렵다고만 생각했던 신경계 환자의 간호에 모쪼록 흥미를 가지고 스스로 공부할 수 있게 되었으면 하는 바람입니다.

끝으로, 바쁘신 와중에도 책의 완성도를 위한 자문감수에 기꺼이 참여해 주신 선후배 간호사 및 전문의 선생님께 감사드리며, 책을 집필하며 한계에 부딪힐 때마다 격려해 주시고 무사히 출간할 수 있게 도와주신 드림널스 편집부에도 깊은 감사의 말씀을 전합니다.

저자 신사랑

- **Part별 주요 내용**

Part 1: 신경과 간호사라면 필수적으로 알아야 하는 의식수준 사정부터 운동기능 사정, 각 뇌신경에 따른 기능 검사를 임상에서 자주 볼 수 있는 Case를 중심으로 이해하기 쉽게 설명하였습니다.

Part 2: 신경과에서 자주 시행하는 검사에 대한 파트로 검사 전후 간호와 주의해서 확인해야 하는 처방 내용에 대해 자세히 담았습니다. 특히 신경과에서 환자 대부분에게 필수적으로 시행하는 뇌 영상검사인 CT와 MRI의 차이를 실제 이미지 비교를 통해 제시하였으며, 실제 검사결과지를 해석하는 방법을 함께 살펴보면서 현장감을 더욱 높였습니다.

Part 3: 신경과 질환 중 임상에서 자주 볼 수 있는 질환을 중심으로 Case를 통해 서술하였습니다. 교과서에 있는 이론적인 내용보다는 실제 임상 경험을 바탕으로 특정 질환을 가진 환자 간호 시 주의할 점부터 신규 간호사가 환자를 볼 때 궁금해할 만한 사소한 질문까지 모두 담았습니다.

부록: 신경과 환자가 자주 겪는 간호 문제와 그에 따른 대처 방법에 대해 짤막하게 설명하였습니다.

추천사

현장을 먼저 경험한 선배 프리셉터로서 신경과 환자 간호의 시작을 앞두고 있는 후배 신규 간호사님을 위해 정성과 사랑을 담아 한 줄 한 줄 써 내려간 책입니다. 학교 강의나 교과서를 통해서 배울 수 있는 내용 외에 실제 임상 현장에서 업무를 시작하면서, 신경과 환자를 간호하면서 느낄 수 있는 궁금증이나 어려움에 대해 이해하기 쉽게 문답식으로 정리하였습니다.

긴장과 두려움이 아닌 자신감을 가지고 신경과 환자 간호를 시작할 수 있도록 길잡이 역할을 할 수 있는 책이라 생각됩니다. 많은 선생님에게 큰 도움이 되길 기원합니다.

- 홍유하, 한림대학교 동탄성심병원 신경과 임상강사

신경과는 여러 가지 문제가 복합적으로 나타날 수 있는 노인이 많고, 환자의 특성상 기저질환도 많아 통체적으로 환자를 파악하는 능력이 요구되는 곳입니다. 임상에 처음 접하는 간호사님들께 실무에 적용할 수 있는 TIP 위주로, 이해하기 쉽게 작성한 매우 유용한 책이라고 생각합니다. 신경과 간호사로서 임상에 적응할 수 있는 길잡이가 되는 책입니다.

- 한정희, 서울아산병원 신경과 전문간호사

임상에서의 노하우와 실무에 유용한 '경력 간호사만의 꿀팁'과 사례를 중심으로 임상에서 일하며 경험해야만 알 수 있는 내용으로 구성되어 있습니다. 신규 간호사가 놓치기 쉬운 부분이 이해하기 쉽게 설명되어 있는 신경과 입문 임상가이드북입니다.

- 이은희, 한림대학교 동탄성심병원 신경계 중환자실 수간호사

신경과는 흔하지만 어렵고 많은 학습과 노하우가 필요한 과입니다. 이 책은 신경과 환자 간호와 관련된 책이 많지 않아 어려움을 느끼는 신규 간호사가 보다 이해하기 쉽도록 자세히 설명된 책입니다. 실무적인 팁과 실제 임상에서 적용되고 있는 유용한 정보가 그대로 담겨 있어 많은 도움이 될 것이라고 생각합니다. 신경과 신규 간호사로 첫발을 내딛는 간호사님께 무궁한 응원과 발전을 기원드리며, 잘할 수 있다는 믿음을 잃지 않기를 바랍니다. 파이팅!

  - 김사랑, 분당서울대학교병원 전 신경과병동, 현 응급병동 13년 차 간호사, 노인전문간호사

신경과 병동에 처음 입사하였을 때 신경과 환자의 급성기 간호를 수행하는 데에 불안함과 두려움이 컸던 기억이 있습니다. 이 책은 임상에서 활용할 수 있는 실무팁과, 실제 사례가 소개되어 저와 같은 생각을 가진 선생님에게 큰 도움이 될 것입니다.

'자칫 간과하기 쉬운 부분까지도 섬세하게 캐치해 tip으로 담은' 이 책을 신경과 환자분을 돌보는 선생님들과 꼭 공유하고 싶은 마음입니다. 비판적 물음으로 접근하여 똑똑하게 답하는 이 책과 함께 현명한 신경과 간호사로 성장하길 응원합니다.

                      - 유연지, 한림대학교 동탄성심병원 신경과병동 7년 차 간호사

어렵고 막막하기만 한 신경계 간호를 프리셉터에게 배우듯 알기 쉽고 친절하게 설명한 책입니다. 업무에 필요한 기본 지식만 가르쳐주는 게 아니라, 환자 사례에 그 지식을 녹여 실제 임상까지 엿볼 수 있기 때문에 신규 선생님께 많은 도움이 될 것 같습니다. 신규 선생님을 키워야 하는 프리셉터 선생님에게도 추천합니다.

                          - 이경현, 삼성서울병원 신경과병동 간호사

Part 3 신경과 주요 질환

부 록 신경과 환자에게서 자주 발생하는 문제와 간호

PART 1

신경계 환자 사정

선생님, 신경과 병동에 입사하게 됐어요.
신경과는 많이 접해 보지 못했던 영역이라 어렵다는 생각이 들어요.

신경과는 신경계에 생기는 질환을 다루는 과예요. 신경계는 우리 몸에 광범위하게 분포하고 있는 만큼 각각 영향이 미치는 곳에 따라 여러 가지 증상이 생길 수 있어서 처음에는 당연히 어려울 수 있어요.

막상 환자를 보게 되면 어떤 것부터 확인해야 할지 모르겠어요. 자세하게 알려주실 수 있나요?

환자를 처음 마주할 때부터 차근차근 설명해 드릴게요. 환자가 입원하면 제일 먼저 병력조사를 하죠?

신경과 환자 중에는 고령이 많고, 따라서 여러 가지 과거력을 가지고 있는 경우가 많아요. 내과적 질환이나 복용하고 있는 약의 영향으로 신경학적인 문제가 발생하기도 하고, 동반된 질환에 따라 치료 방향이 바뀔 수도 있기 때문에 과거력과 Self PO(자가약) 파악이 중요해요.

예를 들어 뇌경색으로 입원한 환자에게 old CVA(old Cerebro-Vascular Accident, 과거 뇌혈관 문제)가 있으면 가져오신 약 중에 항혈소판제나 항응고제가 포함되어 있는지, 종류는 어떤 것인지, 그 동안 약을 잘 복용해 왔는지를 꼭 확인해야 해요. 약을 복용하고 있었는데 뇌경색이 재발했다면 약의 효과가 없는 것으로 생각하여 향후 약물 치료가 변경될 수 있기 때문이죠. 또, 편마비 등의 증상이 이번에 새로 생긴 것인지, old CVA로 인한 후유증인지도 확인해야 하고요.

그렇군요. 단순히 이전 병력만을 조사하는 것이 아니라 그에 따른 세부적인 내용까지 꼼꼼하게 확인해야겠어요.

맞아요. Self PO를 조사하다 보면 특히 고령의 환자는 약의 용법, 용량을 잘못 알고 있거나 성분이 같은 약을 중복으로 처방받아 복용하고 있는 경우가 있어요. 환자가 그렇게 복용했다고 해서 '아 그렇구나' 하고 넘어가는 게 아니라 비판적으로 생각해 볼 수 있어야 해요. 그러기 위해선 자주 쓰이는 약의 성분, 용법, 용량에 대해 정확히 알고 있어야겠죠?

✔ TIP **Self PO 관리 지침**

병원마다 Self PO 관리 지침이 다르지만 원칙은 다음과 같아요.

① 환자가 복용하던 약을 모두 걷어와서 용법과 용량을 확인합니다.
② 약제과에 Consult(협진)를 의뢰한 후 약국에 약을 내려 어떤 약인지 파악합니다.
③ 의사는 이를 확인하여 Self PO 중 환자에게 필요한 약을 처방합니다.

하지만 약제과에서 회신이 오기까지 어느 정도 시간이 소요되기 때문에 간호사가 직접 약을 확인하기도 해요. 약학정보원(health.kr) 또는 드럭인포(druginfo.co.kr)에서 약의 모양, 색깔, 약에 새겨진 문양과 글자를 검색하면 어떤 약인지 찾을 수 있어요.

현병력을 조사할 땐 무엇에 초점을 맞춰야 할까요?

C.C(Chief Complaint, 주호소)를 명확히 확인하는 것이 중요해요.

Onset(증상이 처음 발현된 시간)이 언제인지, 당시에 어떤 상황이었고 무슨 행동을 하고 있었는지, 동반되는 다른 증상은 없었는지, 증상의 양상, 지속시간, 빈도, 무엇에 의해 악화되고 완화되는지, 이전에 동일한 증상이 있었는지 등에 대해서 확인해야 해요.

이런 정보는 모두 진단에 필요한 단서가 될 수 있기 때문에 환자의 말을 경청하고 환자가 표현하는 그대로 기록하는 것이 좋지만, 신경과 환자 중에는 Aphasia(실어증)나 Dysarthria(구음장애)가 있는 케이스가 많아서 환자의 표현이 정확하지 않을 때에는 환자의 말을 참조는 하되 곁에 있는 보호자에게 한 번 더 확인하도록 해요.

병력조사를 할 때 추가로 신경 써야 할 부분이 있을까요?

환자가 처음 입원해서 간호사실로 걸어오는 동안 걸음걸이와 사지의 움직임을 관찰하고, 병력을 조사하는 동안에는 표정이나 말을 또렷하게 하는지 등을 유심히 봐야 해요. 따로 신체 사정을 하겠지만 먼저 환자의 자연스러운 행동 양상을 관찰하는 거죠.

환자가 의식이 없으면 과거력과 현병력은 어떻게 조사하나요?

환자에 대해 잘 알고 있는 보호자에게 조사하면 되는데, 보호자도 고령이라서 의사소통이 잘 안되거나 환자와 함께 살고 있지 않아서 잘 모르는 경우도 있어요. 이럴 때는 외래 기록이나 이전 입원 기록, 또는 진료의뢰서의 내용을 참고해서 조사하면 돼요.

그렇군요. 그러면 병력조사 후에 신체 사정은 어디서부터 어떻게 시작해야 하나요?

 신경과 환자의 신체 사정을 할 때에는 환자의 의식수준부터 시작해서 뇌신경기능, 운동기능, 감각기능 등을 단계에 따라 전반적으로 평가해야 해요. 지금부터는 실제 케이스와 함께 신체 사정을 하는 방법에 대해 알아보도록 해요.

✓ TIP **병력조사 시 환자 응대법**

환자는 외래나 응급실을 통해서 의료진을 만나고 오기 때문에 같은 내용을 여러 번 질문하는 것에 피로감이 있을 수 있어요. 먼저 의무기록을 확인하여 환자 상태를 파악한 후, 중복되지 않는 내용을 우선순위로 하여 물어보고 '정확한 확인을 위해 몇 가지 더 여쭤본다'고 설명하며 양해를 구한 후에 질문을 시작하는 것이 좋아요.

MEMO

의식수준(Mental status)

Case

General weakness(전신 쇠약감)를 주호소로 입원한 환자.

보호자가 "엄마가 계속 자기만 해요."라고 하여 병실에 가보니 환자는 자고 있었고 흔들어 깨우니 눈을 떴다. 입원 당시 의사소통이 원활한 상태였으나 "여기가 어딘 줄 아시겠어요?" 라고 물으니 한참 있다가 "병원"이라고 말하고 다시 잠들었다. 환자는 어떤 의식 상태인 걸까?

환자 의식이 저하되었나봐요. Drowsy, Stupor…
학교에서 배우기는 했지만 막상 환자를 볼 때는 어떤 의식 상태인지 헷갈릴 것 같아요.

맞아요. 많은 신규 간호사가 어려워하는 부분이에요.

특히 T-tube(Tracheostomy tube, 기관절개관)를 가지고 있어서 말을 할 수 없거나 뇌경색으로 인해 팔다리를 잘 들 수 없고 지시를 이해하지 못하는 환자, 협조가 잘되지 않는 환자가 있기 때문에 교과서에서 배운 것을 실제 환자에게 적용해 보기란 쉽지 않을 거예요.

의식은 각성수준(Alertness)과 인식(Awareness)으로 구분되는데, 우리가 흔히 알고 있는 Alert, Drowsy, Stupor, Semicoma, Coma는 각성수준인 Alertness를 나타내는 용어예요. 이둘이 모두 정상적일 때 '정상 의식수준'이라고 할 수 있어요.

① Alert(각성)

   자극 없이도 스스로 눈을 뜨고 깨어 있다.

② Drowsy(기면)

   가벼운 자극(이름 부르기, 어깨 두드리기)에 눈을 뜨지만 자극이 없으면 다시 잠들려 한다. 깬 상태를 어느 정도 유지할 수 있다. 조금이나마 의사소통을 하거나 지시에 따를 수 있지만 반응이 느리다.

③ Stupor(혼미)

   지속적이고 강한 자극(통증 주기, 강하게 흔들기)에 겨우 깨지만 곧 잠든다. 깬 상태를 유지하는 시간이 짧다. 통증 자극에 정상적인 회피 반응이 있지만 의사소통은 불가능하다.

④ Semicoma(반혼수)

   강한 통증 자극에도 눈을 뜨지 않으며 비정상적인 반사 반응만 있다.

⑤ Coma(혼수)

   어떤 자극에도 반응이 전혀 없다.

Alertness와 Awareness는 어떻게 다른가요?

 먼저 Alertness는 깨어 있는 상태를 말해요. 어떤 자극을 주었을 때 환자가 반응하는지를 보면 되는데, 이름을 부르는 약한 자극부터 시작해서 강한 통증 자극까지 자극의 강도를 높여가면서 환자의 반응을 관찰해요.

한편 Awareness란 자신과 주변 환경에 대한 지각을 의미하는데, Alertness가 어떤 자극을 줄 때 반응이 있는지 보는 것이라면 Awareness는 반응의 내용과 적절성을 살피는 거예요.

자극에 대하여 의미 있는 반응을 할 수는 없지만 스스로 눈을 뜨고 수면-각성주기가 관찰되는 식물인간 상태의 환자는 의식 상태가 어떤 것 같나요?

 의식이 완전하지는 않은 것 같아요.

 맞아요. 정확히 말하면 'Alert 하지만 Awareness가 없는 상태'라고 할 수 있어요. 하지만 Alert 하지 않다고 생각하는 경우가 매우 흔하게 있기 때문에 주의해야 해요. 물론 임상에서 'Mental이 어떻다'고 얘기할 때 일반적으로는 각성수준에 대해 말하는 것이지만 원칙적으로 '의식수준=각성수준'이 아니라는 것은 알고 있어야 해요.

지남력이 떨어지고 상황에 맞지 않는 말을 하는 Confusion(혼동) 상태의 환자도 'Alert 하지만 Awareness가 떨어진 상태'라고 할 수 있겠죠.

✓ TIP 통증 자극 방법

통증 자극을 어떻게 줄지 몰라 소리만 크게 지르거나 환자를 마구 흔들기만 하는 경우를 종종 볼 수 있어요. 통증 자극을 줄 때에는 조직 손상의 위험이 적은 흉골, 안와 윗부분, 손발톱 밑부분 등을 강하게 압박해야 합니다. 충분한 힘으로 압박하지 않으면 정확한 평가를 할 수 없기 때문에 한 번에 강하게 압박해 주세요.

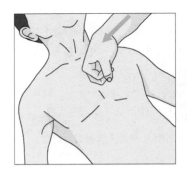 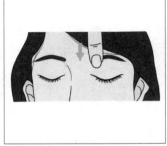 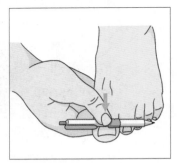

➕ 한 걸음 더 ｜ 식물인간과 뇌사

• 식물인간(Vegetative state): 대뇌 기능 정지, 뇌간 기능 유지 ▶ Alertness(+) Awareness(-)
• 뇌사(Brain death): 뇌간을 포함한 뇌 전체의 기능 정지 ▶ Alertness(-) Awareness(-)

이제 Alertness와 Awareness에 대해 잘 알겠어요. 그렇다면 GCS는 무엇인가요?

GCS(Glasgow Coma Scale, 글래스고 혼수척도)는 의식장애의 중증도를 평가하기 위해 가장 흔히 사용되는 도구예요. 눈 뜨기 반응, 언어 반응, 운동 반응, 이 세 항목으로 이루어져 있고 항목마다 여러 번 평가하여 가장 좋은 반응(Best response)을 점수로 주며 'GCS=9(E2/V3/M4)'와 같이 기록해요.

항목	반응	점수
눈 뜨기 반응 (Eye opening response: E)	자극 없이도 자발적으로 눈을 뜬다. (Spontaneously)	4
	지시에 따라 눈을 뜬다. (To verbal command)	3
	통증 자극에 눈을 뜬다. (To pain)	2
	어떤 자극에도 눈을 뜨지 않는다. (None)	1
	부종으로 눈이 감겨진 상태	C
언어 반응 (Best verbal response: V)	지남력이 있고 의사소통이 가능하다. (Oriented)	5
	질문을 이해하나 엉뚱한 대답을 한다. (Confused)	4
	단어로만 말한다. (Inappropriate words)	3
	신음 소리 등 이해할 수 없는 소리를 낸다. (Incomprehensive sounds)	2
	소리를 내지 않는다. (None)	1
	T-tube / E-tube	T / E
운동 반응 (Best motor response: M)	지시를 따른다. (Obey command)	6
	통증 자극에 국소화 반응이 있다. (Localize to pain)	5
	통증 자극에 회피 반응을 보인다. (Withdraw to pain)	4
	통증 자극에 이상 굴곡 반응을 보인다. (Abnormal flexion)	3
	통증 자극에 이상 신전 반응을 보인다. (Abnormal extension)	2
	어떤 자극에도 움직이지 않는다. (None)	1

GCS 점수는 무엇을 의미하나요? 점수가 높을수록 의식수준이 좋은 것인가요?

 네, 맞아요. 총점이 1~8점이면 중증, 9~12점은 중등도, 13~15점은 경도의 의식장애로 구분 돼요. 하지만 GCS 점수 자체가 곧 환자의 의식 상태를 의미하는 것은 아니에요.

예를 들어 Alert 하지만 언어기능에 장애가 있어 Mute(벙어리) 상태인 환자와 Drowsy 하지만 깨어났을 때 대화가 되고 지남력이 있는 환자 중 GCS 점수 자체는 Drowsy 한 환자가 더 높 을 수 있기 때문이죠.

 그럴 수 있겠네요. GCS 점수뿐만 아니라 환자의 전반적인 상태를 살펴봐야겠어요.

그런데 어떤 환자는 Position change(체위 변경)나 Suction(흡인)을 할 때 간헐적으로 눈을 뜨는데 제가 사정할 때는 눈을 뜨지 않아요. 이럴 때는 눈 뜨기 반응에서 몇 점을 주나요?

 Position change, Suction 등도 엄밀히 말하면 강한 자극에 해당되기 때문에 눈뜨기 반응 점 수는 2점을 줄 수 있어요. 간호사가 사정할 때 눈을 뜨지 않은 것은 통증 자극을 충분히 강하 게 주지 않았거나 통증을 준 부위의 감각기능이 손상되었을 가능성도 있어요.

 언어 반응 영역에서 지남력은 어떻게 사정하나요?

 시간(Time), 장소(Place), 사람(Person) 순으로 질문을 통해 사정합니다.

① Time: "지금은 몇 연도인가요?", "오늘이 몇 월, 며칠인가요?", "오늘은 무슨 요일인가요?"
② Place: "여기가 뭐 하는 곳인가요?", "지금 계신 도시의 이름이 무엇인가요?"
③ Person: "제가 뭐 하는 사람인가요?", "(보호자를 가리키며) 이분은 누구신가요?"

 갑자기 시간부터 물어보면 당황스러울 수도 있을 것 같은데, 시간-장소-사람 순서로 질문하 는 이유는 무엇인가요?

 지남력은 시간, 장소, 사람 순으로 상실되기 때문에 일반적으로 이 순서에 따라 사정해요. 하지만 편의상 순서를 바꿔 질문해도 문제는 없어요.

처치를 수행함에 있어 사전에 환자 확인을 하는 부분은 의료진으로서 당연한 일임에도 입원 기간이 길어지거나 자주 내원하는 환자는 "내가 누군지 아직도 몰라?", "왜 자꾸 사람 바꿔 가며 똑같은 질문을 계속 하는 거예요?"라며 Complaint(불평) 할 수 있어요.

또한 지남력 사정을 매 Duty 간호사마다 같은 질문으로 확인하다 보면 질문에 대한 답을 외워서 대답하는 경우도 있어요. 이럴 경우를 대비해서 지남력 사정 시 질문을 여러 개 준비해서 바꿔가며 질문하는 것도 도움이 되겠죠?

환자가 외계어처럼 전혀 이해되지 않는 단어를 나열하면 GCS 언어 반응 점수는 몇 점을 주나요?

Confusion 또는 Aphasia가 있는 것으로 보이네요. 이 경우 2점과 3점 사이에서 헷갈릴 수 있어요. 2점은 외마디 비명을 지르거나 신음 소리만을 내는 것이기 때문에 상황에 맞지 않고 이해하기 어렵더라도 단어 수준으로 말할 수 있으면 3점을 줘요.

운동 반응에서 국소화 반응, 회피 반응, 이상 굴곡 반응, 이상 신전 반응 모두 생소한 용어예요. 각각 무엇을 의미하나요?

통증에 대한 반응은 목적을 가진 움직임의 여부에 따라 정상적인 회피 반응과 비정상적인 반사 반응으로 나눌 수 있어요. 국소화 반응과 회피 반응은 목적을 가진 정상적인 회피 반응, 이상 굴곡 반응과 이상 신전 반응은 목적이 없는 비정상적인 반사 반응에 포함해요. 이에 따라 앞서 언급한 각성수준에서 Stupor와 Semicoma를 구분할 수 있어요.

- **정상적인 회피 반응**
  ① 국소화 반응: 통증 자극을 줬을 때 통증 부위가 어디인지 인식(Localize)할 수 있으며 이 자극을 제거하기 위해 손을 밀쳐 내는 등의 노력을 한다.
  ② 회피 반응: 통증 자극을 줬을 때 움츠리거나 피한다.

• 비정상적인 반사 반응

① 이상 굴곡 반응: 피질 제거 경축(Decorticate rigidity)이라고도 하며 상지는 과굴곡, 하지는 신전된 자세를 취한다. 대뇌 반구 혹은 간뇌의 병변에 의해 나타난다.

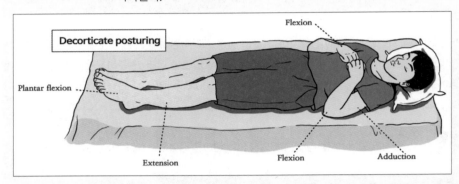

② 이상 신전 반응: 대뇌 제거 경축(Decerebrate rigidity)이라고도 하며 상하지가 신전된 자세를 취한다. 심한 대사성 뇌병증(Metabolic encephalopathy) 혹은 중뇌의 병변에 의해 나타난다.

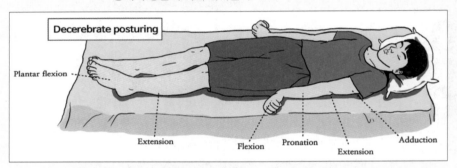

 운동 반응에 대한 평가를 할 때 환자에게 지시하는 내용이 따로 있나요?

 따로 정해진 것은 없지만 주로 손발을 들어 올리거나 손으로 주먹, 가위, 보 만들기 등을 지시해요. 환자에 따라 Obey가 가능한 동작을 지시하면 돼요.

 의식수준에 대한 기록은 어떻게 하면 좋을까요?

 간호기록에는 단순히 Alert, Drowsy 등의 각성수준이나 GCS 점수만 기록하는 것보다는 간호사가 관찰한 환자의 모습과 환자가 반응한 내용을 추가로 기록해 주는 것이 좋아요. 용어 자체로는 환자의 정확한 의식 상태를 알기 어렵기 때문이에요.

다음 간호기록 예시를 볼까요?

> **• 간호기록 예시**
>
> M/S: Drowsy
>
> Sleep tendency 있으나 어깨 두드리며 이름 부르면 Eye opening & Eye contact 가능함.
>
> 이름 반복해서 물으면 "나환자"라고 대답하나 반응 느림.
>
> 이 외 질문에는 대답 없으며 대화 시 잠들려는 모습 관찰됨.
>
> 우측 상하지 자발적인 움직임 없으나 Pain 줄 시 움츠리는 모습 관찰됨.
>
> 좌측 상하지 들어 올리는 정도의 Obey command 가능하나 반응 느림.

이 간호기록 예시 속 환자의 GCS 점수는 12(E3/V3/M6)점이에요.

우선 환자는 부르는 소리에 눈을 뜰 수 있는 상태로 눈 뜨기 반응(Eye opening response: E)의 점수는 3점이고, 본인의 이름 외에는 Verbal output(발화)이 없고 우측과 좌측의 운동 반응이 각각 다르지만 GCS는 Best response에 점수를 주도록 되어 있기 때문에 언어 반응(Verbal response: V)은 3점, 운동 반응(Motor response: M)은 6점을 줬어요.

 아직은 의식수준을 평가할 때 환자를 보고 바로 점수로 나타낼 수 없어서 많이 연습해봐야겠어요. 그런데 환자의 의식이 갑자기 나빠질 땐 어떻게 해야 하나요?

 먼저, 환자의 의식이 저하된 것인지 정확하게 판단하기 위해서는 이전 상태가 어땠는지를 알아야겠죠? 그래서 라운딩 때마다 환자의 의식수준을 주의 깊게 살펴보는 것이 중요해요.

앞서 배운 대로 자극을 주어 환자가 반응하는지 확인한 후, 의식이 저하된 것으로 생각되면,

① 먼저 Aspiration(흡인)을 예방하기 위해 기도를 확보해요.

② 이와 동시에 V/S, BST를 측정하면서 Pupil(동공) 상태도 확인하면 좋아요.

③ 위 사항을 의사에게 즉시 노티해야 하고,

④ 이에 대한 간호기록도 정확히 남겨야 해요.

의사가 환자를 확인한 후에는 의식이 저하된 원인을 찾기 위해 Lab, Brain CT, EEG(뇌파검사) 등의 추가 처방이 날 수 있어요.

주의할 점은 단순히 의식만 저하된 것인지 CPR(CardioPulmonary Resuscitation, 심폐소생술)가 당장 필요한 상황인지를 구분해야 한다는 거예요. CPR 상황에서는 BST 측정 등으로 시간을 지체해서는 안 되고 환자의 반응과 호흡, 맥박을 신속히(10초 이내) 확인한 후에 즉시 가슴 압박(Compression)을 시작해야 해요.

 의식이 저하되는 원인은 무엇인가요?

 저혈당, 저산소혈증, 전해질불균형, 뇌출혈, 뇌부종, 경련, 약물 중독 등 다양한 원인이 있어요.

Case

갑자기 우측으로 힘이 빠지고 말을 할 수 없어 입원한 환자.

이름을 묻자 "아, 거기."라고 말하며 한참을 머뭇거리다가 "나환자님 맞으세요?"라고 물으니 고개를 끄덕였고, "여기가 경찰서인가요?"라고 물으니 고개를 가로저었다. 오른팔은 들지 못했지만 왼팔을 들고 주먹을 쥐어보라는 지시는 그대로 따를 수 있었다. 무엇이 문제일까?

질문에 제대로 대답을 못 하는 것 같은데 이런 경우가 실어증에 해당되나요?

네. 환자는 고갯짓으로 의사 표현이 어느 정도 가능하고 지시에도 따를 수 있는 것으로 보아 말을 이해할 수는 있지만 말을 하는 것이 어려워진 상태네요.

이런 언어기능의 장애를 Aphasia(실어증)라고 하는데 자칫 인지 기능이 저하된 것으로 오인할 수 있기 때문에 주의해야 해요. Aphasia는 여러 유형으로 나타나는데 위와 같은 경우는 Motor aphasia(운동실어증)에 해당돼요.

Aphasia가 있는지 어떻게 알 수 있나요?

유창성(Fluency), 이해력(Comprehension), 따라 말하기(Repetition), 이름 대기(Naming) 등으로 평가할 수 있어요.

① Fluency: 환자와의 일상적인 대화에서 말수, 문장의 길이, 어휘, 문법 등을 관찰한다.
② Comprehension: '예, 아니요'로 대답할 수 있는 질문을 하거나 단계적으로 세 가지의 지시를 하고 따르도록(3 step obey) 한다.
③ Repetition: 단어나 문장을 불러준 후 따라 말하도록 한다.
④ Naming: 볼펜 등의 물건을 보여주며 물건의 이름을 말하도록 한다.

---

* 고위 피질기능(Higher cortical function)
 의식, 주의력, 지남력, 기억력, 판단력, 계산력, 감정상태, 인지왜곡, 언어기능, 실인증, 무시증후군, 실행증

+ 한 걸음 더   3 step obey 예시

- 1 step obey: 눈 뜨고 감기, 주먹 쥐고 펴기 등 Simple obey를 시켜보고 가능하면
- 2 step obey: 눈 감고 혀 내밀기
- 3 step obey: 눈 감고 혀 내밀고 오른손으로 귀 만지기 등을 시키면서 점진적으로 Obey 가능 범위를
  늘려가면서 확인해요.

 Aphasia는 여러 유형으로 나타난다고 하셨는데 어떻게 구분할 수 있나요?

 Aphasia는 크게 Motor aphasia와 Sensory aphasia로 나눌 수 있어요.

① Motor aphasia(운동실어증)

대뇌 피질에서 말을 표현하는 중추인 브로카 영역에 병변이 생겼을 때 발생하며 이곳의 이름을 따 Broca's aphasia라고도 해요. 이 경우, 말을 이해할 수는 있지만 말수가 줄어들고 말을 유창하게 할 수 없어요. 글자를 읽을 수는 있지만 쓰는 것에는 장애가 있어요.

환자는 본인 생각대로 말을 할 수 없어 답답해하거나 우울해할 수 있어서 말이 서툴더라도 끝까지 잘 들어주고 고갯짓, 손짓, 표정 등 환자가 표현할 수 있는 비언어적인 의사소통을 관찰하고 격려해 주는 것이 필요해요. 또한 나도 모르게 환자를 아이처럼 대하는 경우가 있는데 지적 능력이 떨어진 것이 아니기 때문에 이 점도 주의해야 해요.

② Sensory aphasia(감각실어증)

대뇌 피질에서 말을 이해하는 중추인 베르니케 영역의 병변에 의해 발생하며 Wernicke's aphasia라고도 해요. 이 경우는 말을 유창하게 하지만 두서가 없고 다른 사람의 말을 이해하는 데 장애가 있어서 의미 있는 의사소통이 불가능해요. 글자를 읽고 쓰는 것에도 장애가 있어요.

예를 들면 "오늘 날씨가 어떤 가요?"라고 물었을 때 "내가 시장에 갔는데 그쪽 길이 없어졌어."라고 답하는 식인데, 이런 경우에 Confusion이 있는 것으로 생각될 수 있어서 주의해야 해요.

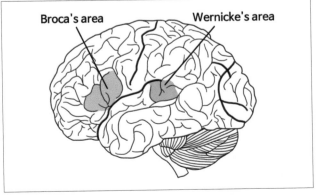

이 외에도 Aphasia는 뇌의 손상된 부위에 따라 다음 표와 같이 8가지 유형으로 나뉘어요. 실제로 이런 유형들을 정확히 구분하는 것은 쉽지 않지만, Aphasia의 유무를 판단하는 것과 Motor aphasia, Sensory aphasia 정도는 구분할 수 있어야 해요.

➕ 한 걸음 더 언어기능 영역에 따른 실어증의 분류

유형	Fluency	Comprehension	Repetition	Naming
브로카 실어증	X	O	X	X
베르니케 실어증	O	X	X	X
피질 경유 운동실어증	X	O	O	X
피질 경유 감각실어증	O	X	O	X
피질 경유 혼합실어증	X	X	O	X
전도실어증	O	O	X	X
명칭실어증	O	O	O	X
완전실어증	X	X	X	X

 그리고 혹시 환자가 우리가 하는 말도 이해하고 대답도 잘 하는데 발음이 어눌해서 무슨 말을 하는지 못 알아들은 경우를 본 적이 있나요? 그것은 Dysarthria(구음장애)라고 하는데, 말을 할 때 필요한 발음 기관의 장애로 생기는 것으로 언어 중추에는 이상이 없어 Aphasia와 구분돼요. 즉, 말을 이해하고 적절한 어휘와 문법을 사용하며 글을 읽고 쓰는 데에는 문제가 없고 단지 발음이 부정확한 것이죠.

✔ TIP 구음장애(Dysarthria)

Dysarthria 환자의 간호기록을 작성할 때에는 장애의 정도에 따라 Mild/Moderate/Severe 등으로 구분하여 기록할 수 있어요.

• Dysarthria 평가 시 주의 사항
  ① 환자에게 평가의 이유를 알리지 않고 자연스러운 대화로 평가해주세요.
    (구음장애를 평가한다고 하면 결과가 달라지는 경향이 있으므로)
  ② 환자가 원래 발음이 어눌한 것이라고 하면 보호자의 의견을 묻도록 해요.
    반대로 보호자는 발음이 괜찮다고 하지만 환자가 느끼기에 발음이 잘 안되는 경우도 있어요.
  ③ 기존에 틀니를 착용하던 환자가 틀니를 제거했을때 Dysarthria가 있다고 느껴지는 경우도 있으니
    이 부분도 유의해 주세요.

4 뇌신경 기능(Cranial nerve function)

뇌신경(Cranial Nerve, CN)	기능	검사	
CN 1. 후각신경	후각	후각 검사	
CN 2. 시신경	시각	시력 검사, 시야 검사, 안저 검사	동공 빛 반사, 동공의 크기와 모양 관찰
CN 3. 눈돌림신경	안구 운동, 동공 수축	안구 운동 검사, 복시 검사	
CN 4. 도르래신경	안구 운동		-
CN 6. 외전신경			
CN 5. 삼차신경	저작 운동, 안면 감각	저작근 검사, 안면 자극 검사, 턱반사, 각막반사	
CN 7. 얼굴신경	안면 운동, 미각, 침과 눈물 분비	안면근 관찰, 미각 검사, 조명 혹은 위협반사, 각막반사, 놀람반사	
CN 8. 전정달팽이신경	청각, 평형	청력 검사, Weber 검사, Rinne 검사, 인형 눈 현상, 온도 안진 검사	
CN 9. 혀인두신경	인두 운동, 미각	구역반사, 발성 검사	
CN 10. 미주신경	인후두 운동, 내장 감각		
CN 11. 부신경	고개 운동	흉쇄유돌근 검사, 승모근 검사	
CN 12. 혀밑신경	혀 운동	혀의 움직임 관찰	

뇌신경 기능에 대한 평가는 워낙 복잡하고 전문적이라서 신경과 의사의 신경학적 검진에 의해 이루어지고 더욱 세부적인 평가를 위해 안과, 이비인후과로 의뢰되기도 해요.

신경안과, 신경이과도 따로 있을 만큼 그 양이 방대하기 때문에 각 뇌신경 기능에 대한 평가 방법보다는 임상에서 볼 수 있는 케이스와 함께 간호사가 알고 있어야 할 항목을 위주로 공부해 보도록 해요.

시야(Visual field): 시신경

Case

며칠 전부터 눈이 침침하여 안과를 찾은 환자.

시력은 이전과 차이가 없었고 안압도 정상이었지만 시야 검사상 우측 동측반맹 소견이 있어 정밀 검사를 위해 Brain MRI를 촬영하였고, 뇌경색이 발견되어 신경과 병동에 입원하였다. 어떻게 해야 할까?

뇌경색에 의해서도 눈이 침침해질 수 있군요.

뇌에는 각 기능을 담당하는 영역이 나누어져 있다고 배웠는데, 뇌경색과 같은 뇌질환 환자는 발생 부위에 따라 증상이 여러 가지로 나타날 수 있는 거죠?

네. 대뇌는 세밀하게 나누면 정말 다양한 기능을 하지만 크게는 전두엽이 운동과 계획, 측두엽이 기억과 청각, 두정엽이 감각과 인지를 담당하고 후두엽은 최종적으로 시각 정보를 받아들이는 부위이기 때문에 후두엽이 손상되었을 때 시각적인 문제가 발생할 수 있어요.

아! 그러면 후두엽에 뇌경색이 생긴 거네요. MRI를 찍어봐서 다행이에요.

네, 맞아요. 위 환자는 뇌경색이 그 원인으로 밝혀졌지만 이외에도 시야 결손(Visual field defect)은 망막부터 후두엽까지 시각 경로에 발생하는 여러 가지 병변에 의해 생길 수 있어요.

대부분 단안 시야 결손은 안구 자체나 시신경 질환에 의해, 양안 시야 결손은 시신경교차 (Optic chiasm) 이후의 병변에 의해 나타나기 때문에 환자가 시야 장애를 호소할 때 단안 침범인지 양안 침범인지를 먼저 구분해야 해요.

케이스 환자는 시야 검사상 양안 시야 결손 중 하나인 우측 동측반맹 소견이 있어서 원인이 되는 뇌병변을 확인하기 위해 Brain MRI를 촬영한 것이에요.

우측 동측반맹은 무엇인가요?

반맹(Hemianopsia)이란 시야의 반이 결손되어 보이지 않는 것을 말해요. 양안에서 동일한 쪽으로 반맹이 있으면 동측반맹(Homonymous hemianopsia), 각각 다른 쪽에 반맹이 있으면 양측반맹(Bilateral hemianopsia)이라고 해요. 우측 동측반맹은 양안에서 동일하게 오른쪽 반맹이 있는 것이죠.

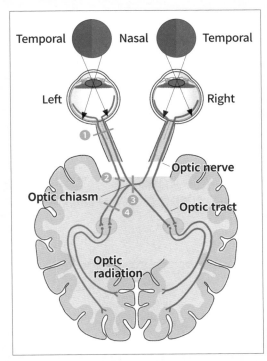

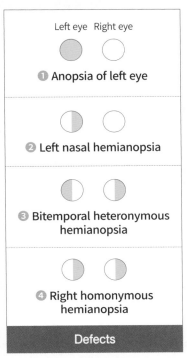

시야 결손을 확인하기 위해 제가 사용할 수 있는 방법이 있나요?

대면법으로 간단히 검사할 수 있어요.

① 환자와 1m 정도 거리를 두고 마주봅니다.

② 환자의 한쪽 눈을 가리고 간호사의 코끝을 쳐다보게 합니다.

③ 가리지 않은 쪽 시야를 상하좌우로 나눈 후 각 주변부에서 중심부로 손가락을 이동시켜 보이는 순간에 말하도록 합니다.

④ 또는 각 위치에서 손가락으로 숫자를 만들어(Finger counting) 몇 개인지 맞추도록 합니다.

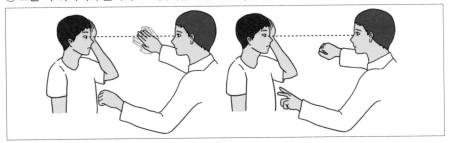

TIP **대면법 대신 시각위협법으로 사정하기!**

한쪽이 실명 상태라면 정상 쪽 눈에서만 평가하며, 의식저하 등으로 대면법으로 평가하기 어려우면 시각위협법(Visual threatening)으로 평가하기도 해요.

---

* 시각위협법(Visual threatening)
  손으로 눈 주위를 갑자기 스쳐서 놀라게 해주는 것으로 눈을 깜빡이면 보이는 것으로 간주함.

 시야 결손이 있으면 다치기 쉽겠어요.
시야 결손이 있는 환자를 위한 간호에는 어떤 것이 있을까요?

 시야 결손이 있는 환자는 결손된 쪽의 물체를 발견하지 못해서 어딘가에 부딪히거나 넘어질 위험이 크기 때문에 이동 시 주의해야 하고 필요한 물건은 정상 시야 범위 안에 두도록 해야 해요.

 Extinction(소거)

시야 검사를 하면서 Extinction(소거) 여부를 함께 확인하면 좋아요.

Extinction이란 뇌병변 반대쪽에 시각, 청각, 촉각 등 의미 있는 자극을 제시하였을 때 이를 감지하지 못하는 것을 말하며 고위 피질기능 이상에 해당해요.

양쪽 눈을 모두 뜬 상태에서 간호사가 손가락으로 'V' 자를 만들어 접었다 펴는 방식으로 시각 자극을 주며 어느 쪽 손가락이 움직였냐고 물었을 때 Extinction이 있는 환자는 한쪽 손가락만 움직였다고 대답하게 되죠.

시신경과는 별개의 문제이지만 검사하는 방법이 유사하기 때문에 함께 묶어 검사하면 시간을 단축할 수 있고 환자도 번거롭지 않겠죠?

동공 빛 반사(Pupillary light reflex): 시신경 & 눈돌림신경

Case

어지럼증을 주호소로 입원한 환자.

새벽 2시 혼자 화장실에 가려고 침상에서 내려오다 쓰러지며 침상 난간에 머리를 부딪혔다. 환자는 두통을 호소하였지만 겉으로 보이는 상처나 출혈은 없었고 V/S 정상 범위였다. Mental alert 하였고 묻는 말에 적절히 대답할 수 있었다.

의사에게 노티하니 "Pupil은 괜찮아요?"라고 물었다. 어떻게 해야 할까?

이 케이스처럼 낙상하며 머리를 부딪혔고 환자가 두통을 호소한다면 혹시 뇌 손상이 있는지 일차적으로 판단하기 위해서 Pupil을 확인해야 해요.

그럼 Pupil은 펜라이트로 확인하면 되나요? 신경과 병동에 입사하면서 하나 마련했어요.

네. 보통 E-cart(응급 카트)에 펜 라이트가 구비되어 있기도 하지만, 의식 저하나 낙상 시 Pupil을 봐야 하는데 본인이 가지고 있지 않으면 이런 상황에서 더 당황할 수 있어요. 동공의 크기가 그려져 있는 펜 라이트도 있으니 눈으로 봐서 크기가 잘 가늠이 안 될 때 사용하면 도움이 되겠죠?

Pupil은 어떤 방법으로 확인해야 하는지 알려주세요.

Pupil을 확인할 때는 동공의 크기와 모양, 좌우 대칭성, 빛 반사 정도를 함께 평가해야 해요.

먼저 빛을 비추기 전 환자의 동공 상태를 확인한 후에 눈 바깥쪽에서부터 눈을 향하여 펜 라이트를 빠르게 비추어 동공이 수축하는 것(Direct light reflex, 직접 빛 반사)을 관찰해요. 이때 빛을 비추지 않은 쪽 눈에도 동공 수축이 일어나는지(Indirect light reflex, 간접 빛 반사) 함께 확인해요.

양안을 각각 확인하며 이때 주의할 점은 한쪽 동공반사를 확인한 후, 반대쪽 동공을 보기 전에 펜 라이트를 끄고 1~2초 시간 간격을 둬야 한다는 거예요. 그 이유는 정상이면 한쪽 눈에 빛을 비추는 동안 반대쪽 눈에 간접 빛 반사 반응이 일어난 상태라서 시간 간격을 두지 않고 바로 반대쪽 눈을 관찰하면 수축이 일어나지 않는 것처럼 보일 수 있기 때문이에요.

동공의 크기를 평가할 때는 펜 라이트를 통해 빛을 비췄을 때의 크기로 평가하는 건가요? 아니면 빛을 비추기 전을 기준으로 평가하는 건가요?

 빛을 비추기 전을 기준으로 평가해야 해요. 하지만 실내 조도에 따라 동공의 크기가 계속해서 변화하기 때문에 동공의 상태를 관찰할 때는 최소한의 실내 조명 아래에서 관찰하는 것이 원칙이에요.

 정상적인 동공의 상태는 어떤가요?

 크기는 3~4mm, 모양은 원형으로 좌우 대칭이어야 하고 펜 라이트를 비췄을 때 바로 동공 수축 반응이 있어야 해요.

백내장 등 눈 수술을 한 경우, 동공의 크기와 모양에 변화가 생기기 때문에 환자의 수술력을 미리 알고 있어야 하겠죠? 그러면 이제 여러 가지 동공 상태에 대해 살펴보도록 할게요.

• 크기

Pinpoint(점)	마약 중독, 뇌교출혈
Small	축동제 점안, 시상하부 손상, 대사성혼수
Large	산동제 점안, 녹내장, 홍채 손상, 경막하출혈
Dilated(산대)	깊은 마취 상태, 뇌탈출, 무산소증, 사망

- Isocoria: 양안의 동공 크기가 동일하다.
- Anisocoria: 양안의 동공 크기가 다르다. 정상인에게서도 0.3~0.5mm의 차이는 관찰되며 1.5mm 이상 차이가 있으면 비정상이다.

• 모양

Round	Normal
Ovoid(타원형)	IICP(뇌압 상승), 중뇌 손상
Key hole(열쇠구멍 모양)	백내장, 녹내장 수술 후
Irregular(불규칙)	알코올 중독, 외상성 안구 손상, 신경매독, 뇌종양, 뇌염

• 빛 반사

Prompt(즉시 수축)	Normal
Sluggish(서서히 수축)	뇌부종, 뇌탈출
Fixed(무반응)	항콜린제 중독, 뇌탈출, 무산소증, 사망
Hippus(동요)	Normal, Barbiturate계 약물 영향, 초기 백내장, 중뇌 손상

동공을 관찰함으로써 환자의 상태를 알 수 있군요!

 다만, 중요한 것은 동공의 상태 및 변화가 일시적(Transient)인지, 지속적(Persistent)인지도 살펴보아야 해요. Pupil의 크기, 모양, 빛 반사 반응으로 관련 질환이나 상태를 고려해 볼 수 있지만, Pupil만 가지고 100% 판단해서는 안 돼요.

 동공 상태의 기록은 어떻게 하나요?

 병원에 따라 기록하는 방법은 조금씩 다를 수 있지만 보통 '3P/3P'와 같이 기록해요. 양안 모두 빛을 비추기 전 동공의 크기가 3mm이고, 빛을 비추었을 때 동공 수축 반응이 Prompt 하게 일어난 것이죠. 동공 수축 반응이 Sluggish 하면 S, Fix되어 있으면 F로 표기해요.

이때 주의할 점은 우안의 상태를 먼저 표기한다는 건데, 거의 모든 의무기록에서 우측을 먼저 쓰고 있으니 알아두는 것이 좋아요.

MEMO

외안근 운동(Extraocular muscle actions)
: 눈돌림신경 & 도르래신경 & 외전신경

Case

Diplopia(복시)를 주호소로 입원한 환자.

주로 좌측을 볼 때 증상이 생기고 이로 인해 어지럼증도 발생한다고 하였다. 시력이 나빠져 그런 것이라고 생각하여 안과를 찾았으나 신경과 진료를 권유받아 내원하였다. 무엇이 문제일까?

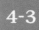

복시는 안과적 문제인 것 같은데 이런 질환을 신경과에서 다루나요?

네. 복시도 뇌질환에 의해 발생할 수 있기 때문이에요. 복시에는 단안복시와 양안복시가 있는데 한쪽 눈을 가렸을 때에도 복시가 있으면 단안복시, 한쪽 눈을 가렸을 때 복시가 없어지면 양안복시라고 해요.

단안복시는 주로 안과 질환에 의해, 양안복시는 주로 외안근마비[Extra-Ocular Muscle(EOM) palsy, External opthalmoplegia]에 의해 발생하기 때문에 복시가 있을 때 이를 먼저 확인하는 것이 필요해요.

그렇군요. 복시와 외안근마비는 어떤 관계가 있나요?

우리가 어떤 물체를 볼 때 양쪽 눈으로 각각 시각 정보가 들어와 망막에 상이 맺히는데, 이 위치가 두 눈에서 일치하며 이를 망막대응점이라고 해요. 그런데 한쪽 눈의 외안근이 마비되어 망막대응점이 아닌 각기 다른 곳에 상이 맺히면 물체가 둘로 보여요.

안구 운동은 6개의 외안근에 의해 이루어지는데, 각각 담당하는 뇌신경이 다르기 때문에 안구 운동이 어느 방향에서 제한되는지 관찰하면 어느 신경에 손상이 있는지 알 수 있어요.

- 내직근, 상직근, 하직근, 하사근: CN 3. 눈돌림신경
- 상사근: CN 4. 도르래신경
- 외직근: CN 6. 외전신경

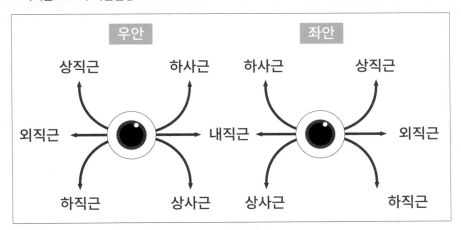

안구 운동의 제한은 한쪽 눈에서만 나타나나요?

뇌신경 자체의 손상으로는 보통 한쪽에서 나타나지만 신경핵, 뇌간, 대뇌피질 등 상위 신경계에 병변이 생기면 양안 모두 특정한 방향을 바라볼 수 없는 동향주시마비(Conjugate gaze palsy)가 나타나요.

안구 운동의 제한의 가장 흔한 원인으로는 뇌졸중이 있고 좌우로 주시마비가 있으면 수평 주시마비, 상하로 주시마비가 있으면 수직 주시마비라고 해요.

안구 운동의 범위를 알아볼 수 있는 방법은 무엇인가요?

안구 운동의 범위는 다음과 같은 방법으로 알아볼 수 있어요.

① 환자와 마주본 상태에서 볼펜(또는 간호사의 손가락 끝)을 수직으로 세워 정중앙을 주시하게 합니다.
② 볼펜을 우측 끝부분으로 천천히 이동시킵니다.
③ 환자의 고개는 정중앙에 고정한 채 눈만 움직여 볼펜을 따라 보도록 지시합니다.
④ 우측 끝부분에 도달하면 볼펜을 눕힌 상태로 위아래로 각각 이동시켜 특정 방향으로 안구 운동에 제한이 있는지 관찰하며 이와 함께 복시 여부를 확인합니다.
⑤ 좌측도 마찬가지로 검사합니다.

의식이 없는 경우에는 어떻게 평가하나요?

 환자의 머리를 빠르게 좌우로 돌리며 안구 운동을 관찰하는 방법이 있어요. 정상 반응은 머리를 돌린 반대 방향으로 눈이 돌아가는 것이고 이를 인형 눈 현상(Doll's eye phenomenon) 또는 안구두부반사라고 해요. 눈이 돌아가지 않고 고정되어 있는 것은 뇌간 손상을 의미해요. 이 반사의 구심 신경은 CN 8. 전정달팽이신경이기 때문에 엄밀히 말하면 전정기능검사에 해당돼요.

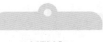 **Ptosis(안검하수)와 Nystagmus(안구진탕)**

눈을 관찰할 때 Ptosis(안검하수)와 Nystagmus(안구진탕) 여부를 함께 확인하는 것이 좋아요.

• Ptosis: 눈꺼풀이 처진 것을 말하며, 눈꺼풀을 들어올리는 근육인 상안검거근을 지배하는 CN 3. 눈돌림신경의 손상이나 근무력증 등으로 발생해요.

• Nystagmus: 눈동자가 한 방향으로 빠르게 튀는 것을 말하며, 안구가 주시점을 벗어났을 때 이를 보상하기 위해 일어나는 불수의적 움직임이에요. 뇌신경 중에서는 CN 8. 전정달팽이신경과 관련이 있으며 말초신경이나 전정기관의 이상이면 말초성 안구진탕, 뇌의 이상이면 중추성 안구진탕으로 나눌 수 있어요.

  Nystagmus가 있으면 Dizziness를 심하게 호소하는 환자가 많아서 주의가 필요해요.

MEMO

안면 감각기능(Sensory function on the face): 삼차신경

Case

일주일 전부터 우측 얼굴의 감각이 무뎌졌다는 환자.

오른쪽으로는 음식을 잘 씹을 수도 없다고 하였으나 안면마비는 관찰되지 않았다. 무엇이 문제일까?

 얼굴 감각은 삼차신경에서 담당하니까 삼차신경에 이상이 있는 거죠?

 네, 맞아요. 종양이나 염증, 외상 등으로 삼차신경에 손상이 있으면 얼굴 감각이 떨어질 수 있어요.

삼차신경은 안분지(V1), 상악분지(V2), 하악분지(V3)로 나누어지는데 각각 이마, 뺨, 턱을 담당해요. 따라서 이 세 부위를 면봉이나 솜, 핀으로 가볍게 터치하거나 통증 자극을 주어 양쪽에서 감각이 동일하게 느껴지는지 비교하는 방법으로 삼차신경의 감각기능을 평가할 수 있어요.

또, 삼차신경의 하악분지는 저작근 운동을 지배하는데 어금니를 꽉 깨물게 하거나 턱을 좌우로 움직여 보게 하여 그 기능을 평가할 수 있어요.

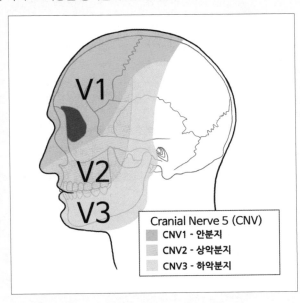

Case

어제부터 오른쪽 귀 뒤쪽에 통증이 있었다는 환자.

오늘은 양치질을 하는데 물이 자꾸 오른쪽으로 흐르고, 밥을 먹을 때도 음식물이 오른쪽으로 새는 것 같다고 하였다.

환자의 얼굴을 보니 우안이 잘 감기지 않았고 살짝 충혈되어 있었다. 무엇이 문제일까?

 우측 안면마비를 의심할 수 있을까요?

 네. 그렇다면 환자의 얼굴을 자세히 관찰해 봐야겠죠?

 그냥 봐서는 잘 모를 것 같아요. 마비가 있는지를 알 수 있는 정확한 방법을 알고 싶어요.

 안정된 상태에서 미소 짓기('이' 발음하기), 눈 꽉 감기, 눈썹 올려 이마 주름 만들기를 지시한 후 양쪽 얼굴이 대칭적인지 보면 돼요.

Faical palsy는 Peripheral type(말초성)과 Central type(중추성)으로 나뉘는데, Peripheral type은 안면 근육을 지배하는 CN 7. 얼굴신경의 손상으로 발생하며 여기에는 대표적으로 Bell's palsy(벨마비)가 해당해요.

Central type은 뇌졸중, 뇌종양 등 중추신경계의 이상으로 발생하는데 이 두 type을 구분할 수 있어야 해요.

 Peripheral type과 Central type, 둘은 어떻게 구분하나요?

 Peripheral type 먼저 알아보도록 해요.

① 미소 짓기를 할 때 마비된 쪽의 입이 올라가지 않거나 팔자주름이 만들어지지 않아요.

② 두 눈을 꽉 감게 했을 때 마비된 쪽 눈이 덜 감기거나 심하면 눈을 감을 수 없어요.

③ 마비되지 않은 쪽은 눈썹을 올려 이마에 주름을 만들 수 있지만 마비된 쪽은 눈썹을 올리기 힘들고 이마에 주름을 만들 수가 없어요.

Peripheral type과 가장 잘 구분되는 Central type facial palsy의 특징은 다음 그림에서 보는 것처럼 마비된 쪽에서도 이마 주름이 정상적으로 잡힌다는 거예요.

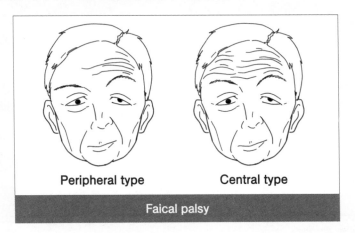

Peripheral type   Central type

Faical palsy

 의식이 없는 환자는 어떻게 사정하나요?

 통증 자극을 주어 얼굴을 찡그릴 때 양쪽이 대칭인지 보거나, 눈꺼풀을 올렸다가 놓았을 때 눈이 감기는 정도가 같은지 확인하면 돼요.

 귀 통증은 Facial palsy와 관계가 있나요?

 얼굴신경은 귀 뒤쪽 부위의 감각도 지배하기 때문에 마비가 시작되기 1~2일 전에 귀 뒤쪽에서 통증이 느껴지기도 해요.

대상포진 바이러스에 의해 발생하는 Ramsay-Hunt syndrome(람세이-헌트 증후군)은 안면마비와 이통, 외이도의 수포성 발진이 함께 관찰되는데 바이러스가 CN 8. 전정달팽이신경까지 침범하게 되면 청력이 떨어지거나 어지럼증이 생기기도 해요.

Peripheral type facial palsy로 입원한 환자는 이런 증상이 추가로 생기지 않는지 잘 관찰하면 좋겠죠?

 그렇군요. Facial palsy가 양쪽으로도 나타날 수 있나요?

 드물지만 Guillian-Barre syndrome(길랑-바레 증후군)에서 발생하기도 해요.

Facial palsy 환자를 위한 간호에는 어떤 것이 있을까요?

 눈이 잘 감기지 않는 경우, 각막이 쉽게 건조해지고 이물질이 들어가 충혈되거나 각막이 손상될 수 있어요. 이를 예방하기 위해 인공 누액이 처방되거나 종이테이프 등을 사용하여 눈꺼풀을 닫아주기도 해요.

식사를 할 때에는 마비되지 않은 쪽으로 음식을 먹도록 교육하고, 식사가 불편하면 조금씩 여러 번으로 나누어 천천히 먹는 것이 좋아요. 음식물이 마비측 입안에 남아 있을 수 있기 때문에 구강 위생에도 신경 써야 해요.

Facial palsy가 있는 환자는 액체류 섭취 시 Drooling(침 흘림) 현상이 일어나 Palsy가 있는 쪽으로 침을 주르륵 흘리기도 해서 약을 투약할 때 이 점을 유의해야 해요.

➕ 한 걸음 더 기타 뇌신경기능 검사

- **CN 1. 후각신경**
  한쪽 콧구멍을 막고 각각 한쪽씩 비누, 커피 등의 냄새를 맡을 수 있는지 확인합니다.

- **CN 8. 전정달팽이신경**
  환자의 귀 옆에서 손가락을 비벼 양쪽에서 소리의 차이가 있는지 평가합니다.

- **CN 9. 혀인두신경 & CN 10. 미주신경**
  Gag reflex(구역반사): 혀의 뒷부분을 설압자로 눌러 구역질을 유발합니다.

- **CN 10. 미주신경**
  - Uvular deviation(목젖 편위): "아" 하고 소리를 내게 하여 목젖의 위치를 확인합니다.
    한쪽 인두마비가 있으면 목젖이 정상 쪽으로 치우칩니다.
  - Dysphagia(연하곤란): 음식을 삼키는 것이 어렵고 입에 침이 고입니다.

- **CN 11. 부신경**
  - 흉쇄유돌근 검사: 손바닥으로 환자의 뺨을 밀고 이에 저항하여 고개를 돌리도록 합니다.
  - 승모근 검사: 어깨를 으쓱이게 하여 양쪽 모두 잘 올라가는지 관찰합니다.

- **CN 12. 혀밑신경**
  - Tongue deviation(혀 편위): 혀를 내밀게 하여 혀가 가운데에 놓여 있는지 확인합니다.
    이상이 있는 쪽으로 혀가 치우치게 됩니다.
  - 혀를 좌우로 움직이게 하거나 혀로 좌우 볼을 밀어 보게 합니다.

5 사지 운동기능(Motor grade)

Case

좌측 팔의 위약감을 주호소로 입원한 환자.

5AM V/S check 시 환자가 "어제 잠들기 전보다 팔이 더 안 올라가는 것 같아요."라고 말했다. 어떻게 해야 할까?

 Motor grade를 평가해 봐야 할 것 같아요.

그런데 아직 익숙하지 않아서 직접 해보기가 두려워요. 어떻게 하면 될까요?

 맞아요. Motor grade도 신경과 환자를 간호하면서 가장 기본적으로 알고 있어야 하는 부분인데, 환자를 많이 접해 보지 않으면 정확하게 판단하기 어려운 게 사실이에요.

먼저 다음 표를 한번 볼까요?

G5	정상 근력
G4	중력과 저항에 대해 운동 가능(저항하는 힘에 따라 G4+, G4-로 구분)
G3	중력에 대해 운동 가능
G2	중력 제거 시 운동 가능
G1	약간의 근육 수축
G0	전혀 근육의 수축이 없음

*절단이나 관절융합술을 받은 환자는 'UN'(unstable)으로 기록하고 이유를 기술함.

표에서 보는 것과 같이 근력 측정은 손목, 발목 등 각각의 관절에서 모두 시행할 수 있어요. 하지만 일반적으로 간호사에게는 주로 뇌졸중 환자에게, 빠른 시간 안에, 큰 근육을 위주로 측정하는 것이 요구되기 때문에 그에 맞는 방법을 알려드릴게요.

- **G5**
  ① 상지: 앉은 자세에서 손바닥이 위를 향하도록 양팔을 뻗게 합니다. 누운 자세라면 양팔을 45도 각도로 들게 합니다.
  ② 하지: 누운 자세에서 무릎을 굽혀 양발이 붙지 않게 하고 다리가 'ㄱ' 자가 되도록 들게 합니다.
  ③ 팔은 10초, 다리는 5초 동안 들고 버티도록 지시합니다.
  ④ 간호사가 팔다리를 눌렀을 때 저항하도록 지시합니다.
  ⑤ 팔다리를 들고 버틸 수 있으며 충분한 힘으로 저항할 수 있으면 ▶ G5

- **G4**
  ① 팔다리를 들고 어느 정도 버티다가 스르르 내려오면 ▶ G4
  ② 간호사가 팔다리를 눌렀을 때 저항하지 못하고 내려오면 ▶ G4
  ③ 어느 정도 저항할 수 있으나 건측과 비교했을 때 저항하는 힘이 약하면 ▶ G4+
  ④ 팔은 들고 버티지만 손이 내회전한다면 ▶ G4+
  ⑤ 팔다리를 들고 있는 시간이 비교적 짧거나 저항하는 힘이 현저히 약하면 ▶ G4-

- **G3**
  ① 팔다리를 스스로 들기는 하지만 든 상태로 버티지 못하고 바로 내려오면 ▶ G3
  ② 팔꿈치는 들지 못하지만 팔을 구부려 가슴 위까지 올릴 수 있으면 ▶ G3
  ③ 다리는 들지 못하지만 무릎을 구부려 버틸 수 있으면 ▶ G3
  ④ 팔다리를 스스로 들지 못해도 통증 자극을 주었을 때 바닥에서 떨어지면 ▶ G3

- **G2 이하**
  ① 팔다리를 들지 못하지만 수평이동이 가능하면 ▶ G2
  ② 스스로 움직임이 없어도 통증 자극을 주었을 때 좌우로 움직이면 ▶ G2
  ③ 통증 자극을 주었을 때 손가락, 발가락을 움찔하거나 까딱거릴 수 있으면 ▶ G1
  ④ 통증 자극을 주어도 전혀 움직임이 없으면 ▶ G0

환자를 격려해 가면서 여러 번 시행하여 Best motor를 점수로 주면 되고, 힘이 약한 쪽을 'Weakness(힘 빠짐, 위약)가 있다'고 표현해요.

+ 한 걸음 더 **Hand grasping power**

상지 위약감이 있는 환자의 Motor grade를 평가할 때 손의 쥐는 힘은 어떤지 함께 평가할 수 있어요. 환자에게 간호사의 검지, 중지를 말아 쥐도록 하여 평가하는데, Motor grade와 마찬가지로 G0~G5로 분류할 수 있어요.

- G5: 간호사의 손가락이 빠지지 않을 정도로 움켜쥘 수 있다.
- G4: 손가락을 쥘 수 있으나, 간호사가 힘을 주면 손가락이 빠진다.
- G3: 원 모양을 만들 수 있으나, 간호사가 쉽게 손가락을 뺄 수 있다.
- G2: 손을 오므리나 원 모양으로 만들지 못한다.
- G1: 손가락을 까딱거리는 정도만 가능하다.
- G0: 움직일 수 없다.

그렇군요. Weakness가 있는 쪽 팔다리에 혈압 측정이나 IV를 하지 않고 Save 하는 것을 봤는데 왜 그런 건가요?

팔다리를 움직이지 못하면 말초 순환장애가 생길 수 있기 때문이에요. 이 때문에 부종이 쉽게 생기기도 하고, 감각저하가 동반되면 주사 부위에 문제가 있어도 발견이 늦어질 수 있어요. 또 마비측의 재활치료를 시행할 때 수액 때문에 방해가 되기도 하고요.

애써 잡은 IV line를 옮겨서 새로 잡아야 한다면 환자와 간호사 모두 불편하겠죠? 그래서 IV line를 잡기 전에 먼저 불편한 부위가 어디인지 다시 한번 확인하는 것이 필요해요.

! 잠깐 **IV를 할 혈관이 정말 없다면?**

Weakness가 있는 쪽 팔다리는 최대한 Save하는 것이 좋지만, Breast cancer 환자처럼 반드시 Save 해야만 하는 것은 아니에요. 만약 IV를 할 혈관이 정말 없어서 Weakness가 있는 쪽으로 IV를 해야 하는 상황이라면 주치의와 상의한 후에 결정하도록 해요.

Motor grade는 언제 측정해야 하나요?

 환자가 입원하거나 이실 오게 되면 기본적으로 측정하고 매 듀티 때마다, 환자 상태에 영향을 줄 수 있는 검사나 시술·수술 후, 환자가 증상 변화를 호소할 때, 급성기 뇌졸중이나 길랑-바레 증후군 환자 등은 증상이 급격히 나빠질 수 있어서 의사의 처방에 따라 주기적으로 측정하기도 해요.

Motor 측정하는 것이 사실 평가자에 따라 어느 정도 주관적일 수 있고 우리가 구두로 인계를 하기 때문에 환자의 상태를 제대로 알고 있지 않으면 악화되는 것을 놓치게 될 때가 있어요. 그래서 이전 상태가 어땠는지 다음 듀티에게 자세히 인계해 줘야 하고, 기록도 자세히 남겨야 해요.

내가 봤을 때 애매하다 싶으면 서로 Double check 하는 것도 필요해요.

 기록은 어떻게 하나요?

 기록하는 방법이 정해져 있진 않지만 알고 있어야 할 것은 상지부터 하지, 우측부터 좌측 차례로 기록한다는 거예요.

예를 들어 'U/E(Upper extremity, 상지): G2/G5, L/E(Lower extremity, 하지): G3/G5'라고 기록되어 있으면 우측은 상지 G2, 하지 G3이고 좌측은 상하지 모두 G5인 거겠죠?

또 의료진 간의 정확한 의사소통을 위해서 단순히 Grade로만 기록하기보다는 환자가 어느 정도까지 움직임이 가능한지, 자발적인 움직임인지 어떤 자극을 줬을 때의 움직임인지도 자세히 기록하는 것이 좋아요.

✓ TIP Motor grade 사정하기

G3~4의 경우엔 특히 사정자의 주관이 많이 반영될 수 있어요. 각자 환자에게 주는 힘의 정도나 판단하는 기준이 조금씩 다르기 때문이죠. 그렇기 때문에 본인이 사정하였을 때 환자가 어떤 방식으로 행동을 보여줬는지를 자세하게 기술하는 게 좋아요.

ex. Both arm elevation 시 Rt.arm 7초 이후부터 천천히 Drift 되나 침상에 닿지 않음.
    Bearing 시 버티지 못하고 바닥에 바로 닿음.

협조가 안 되는 환자는 어떻게 하나요?

 우선은 Motor 측정하는 이유를 환자와 보호자에게 잘 설명해야 하고 그래도 안 되면 통증 자극을 주거나 환자가 일상적으로 하는 행동을 관찰했을 때 움직이는 정도를 기록해요. 의식저하로 Obey가 안 되는 환자도 마찬가지예요. 다음 간호기록 예시를 볼까요?

> **· 간호기록 예시**
>
> 환자 매우 Irritable 하여 Motor obey 불가함.
> 우측 상하지 허공을 향해 허우적거리는 등 움직임 활발함.
> 좌측 상하지 자발적 움직임 거의 없으나 Pain 줄 때, G3 측정됨.

이 간호기록 예시 속 환자는 Obey가 안 돼서 정확한 Motor grade는 알 수 없지만 우측 상하지를 허우적거린다는 걸 봐서 들고 버틸 수 있는 정도이니 적어도 G4 이상 된다고 유추해 볼 수 있겠죠?

 Motor가 나빠졌을 때는 어떻게 해야 하나요?

 일단 정확한 사정이 우선이고, 아까도 말했듯이 헷갈리면 다른 선생님께 부탁해서 함께 확인하는 것이 필요해요. 특히 증상이 급격히 나빠질 가능성이 있는 환자는 자주 가서 확인하는 것이 좋아요.

Weakness가 악화되었을 때는 즉시 의사에게 노티해야 하는데, 의심되는 질환에 따라 다르지만 뇌경색의 경우에는 Observation(관찰) 하기도 하고 N/S(Normal saline, 생리식염수) hydration(수액 공급) 하거나 병변을 확인하기 위해 Diffusion(확산강조영상) MRI 또는 응급 뇌혈관중재술을 시행할 수 있어요.

N/S hydration 한 후에는 Dyspnea(호흡곤란)가 있지 않은지, Motor의 변화는 어떤지 등을 확인해야 합니다.

뇌경색 치료와 MRI에 대해서는 이후에 더 자세히 알아보도록 해요.

➕ 한 걸음 더   **마비와 관련된 의학 용어**

① Paresis (불완전마비): Paralysis에 비해 경도-중등도의 근력약화 상태를 일컬어요.
② Paralysis(마비): 신경이나 근육이 형태의 변화 없이 기능을 잃어버린 상태로, 감각이 없어지고 움직일 수 없는 상태를 표현해요. Plegia, Paralysis, Palsy 등으로 다양하게 표현되고 있어요.

마비는 Monoplegia(단일마비), Hemiplegia(반신마비 = 편마비 = 반마비), Paraplegia(양측마비 = 대마비), Quadriplegia 혹은 Tetraplegia(사지마비 = 팔다리마비)로 나눌 수 있습니다.

---

6 감각기능(Sensory function)

Case

"왼쪽 팔이 이상해요. 마비가 온 것 같아요."라고 말하는 환자. Motor grade는 사지 모두 G5로 측정되었다. 무엇이 문제일까?

 이상하네요. 더 살펴봐야 하는 것이 있을까요?

 흔히 감각 장애가 있을 때에도 '마비가 왔다'고 표현할 수 있기 때문에 이런 경우에는 정말로 힘이 빠지는 건지, 감각이 떨어지는 건지 환자가 이해할 수 있도록 천천히 되물어 보아야 하고, 근력 측정과 함께 감각기능에 대한 평가를 해보는 것이 좋아요.

이 외에도 감각 장애는 '저리다, 시리다, 전기가 통하는 것 같다, 먹먹하다, 둔하다, 피가 안 통한다, 마취가 덜 풀린 느낌이다, 내 살이 아닌 것 같다' 등 환자에 따라 다양하게 표현될 수 있어요.

✓ TIP **감각 증상을 나타내는 표현**

임상에서 환자들은 Sensory Sx.(Symptom)을 이런 방식으로 표현해요.

① Tingling sensation: "저릿하고, 찌릿해요. 따끔한 느낌이에요."
② Numbness: "남의 살 같이 먹먹하고, 둔해요. 마취가 덜 풀린 것 같아요."
③ Burning sensation: "화끈거려요. 팔다리가 타는 것 같아요. 발바닥에 불이 나요."
④ Pain from light touch: "닿기만 해도 따끔거리고 아파요. 쑤시는 것 같아요."
⑤ Temperature sensation: "시려요. 뜨거워요."
⑥ Balance problem (imbalance): "발바닥이 무뎌서 중심 잡기가 어려워요. 스폰지 위를 걷는 것 같아요."

감각기능은 어떻게 평가하나요?

 우선 감각 기능은 환자의 주관적인 표현으로 평가하는 것이기 때문에 환자의 협조가 잘 이루어져야 해요.

얼굴, 몸통, 팔다리 순으로 좌우 번갈아 자극을 주고 그 자극이 어떻게 느껴지는지 비교해서 말하도록 하면 되는데 정상 부위를 10점이라고 했을 때 감각 장애가 있는 부위는 몇 점 정도 되는지 비교하거나, 100%를 기준으로 할 때 몇 퍼센트로 느껴지는지 표현하도록 하면 편리해요.

감각의 종류는 통증, 온도, 촉각, 진동, 위치 등이 있는데 통상적으로 촉각을 이용해서 평가하고 필요 시 나머지 감각들을 평가해볼 수 있어요. 한쪽씩 평가 후 양쪽에서 동시에 자극을 주어 Extinction 여부도 함께 확인하면 좋아요.

 감각기능을 평가할 때 필요한 도구가 따로 있을까요?

 교과서적으로 통증은 깨끗한 핀, 온도는 따뜻한 물과 차가운 물이 담긴 시험관, 촉각은 솜이나 부드러운 털로 된 붓, 진동은 엄지발가락이나 복사뼈 등에 소리굽쇠를 대서 자극하며 위치는 엄지발가락을 잡고 위아래로 굽혀 방향을 맞추게 하는 방법으로 평가해요.

그런데 임상에서는 이런 도구를 매번 준비할 수 없을 뿐 아니라 간호 업무에서 각각의 감각에 대한 평가까지 요구되지 않기 때문에 환자의 피부를 손으로 만지는 정도의 촉각 자극만으로도 충분해요.

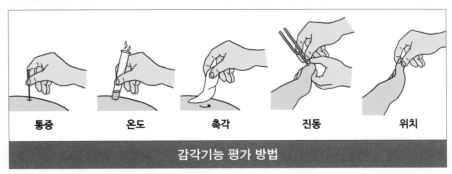

| 통증 | 온도 | 촉각 | 진동 | 위치 |
감각기능 평가 방법

Case

Gait disturbance(보행장애)를 주호소로 입원한 환자.

보행 시 중심을 잡지 못하고 휘청거리며 넘어진 적도 있다고 하였다. 환자는 발을 넓게 벌리고 걸었으며 발을 디딜 때 불안정한 모습이 관찰되었다. Motor grade는 사지 모두 G5로 측정되었다. 무엇이 문제일까?

 어지러워서 그런 걸까요?

 그럴 수 있지만 이 경우엔 소뇌 기능에 문제가 없는지도 의심해 볼 수 있어요.

 아! 소뇌는 운동기능을 조절한다고 배웠어요.

 네, 맞아요. 소뇌는 몸의 균형과 자세, 근육 긴장을 유지하고 조화 운동(Coordinated movement)을 조절하는 기능을 해요. 따라서 소뇌에 이상이 있으면 보행장애, 운동실조(Ataxia) 등의 증상이 나타날 수 있어요.

 운동실조는 무엇인가요?

 소뇌는 조화 운동, 즉 운동에 필요한 여러 근육이 조화롭게 움직이도록 조절하는 역할을 하는데요, 운동실조란 이 조화 운동이 잘되지 않는 거예요. 그래서 운동을 할 때 동작이 매끄럽지 못하고 내 손과 발을 목표한 곳에 가져다 둘 수 없는 측정이상(Dysmetria)이 나타나요.

소뇌기능에 문제가 있는지 어떻게 평가하나요?

• **Tandem gait(일자보행)**

한쪽 발의 엄지발가락과 반대쪽 발의 뒤꿈치를 붙여 일자로 걷도록 합니다. 이상이 있으면 중심을 잡지 못하고 휘청거리게 됩니다.

• **Romberg's test(롬버그 검사)**

양발을 붙이고 눈을 뜰 때와 감을 때 똑바로 서 있을 수 있는지 관찰합니다.

소뇌장애가 있으면 눈을 뜰 때도, 감을 때도 모두 휘청거리는(Romberg 음성) 반면, 하지와 몸통의 고유감각장애가 있으면 눈을 뜰 때는 비교적 똑바로 서 있을 수 있으나 눈을 감으면 휘청거리는(Romberg 양성) 것을 관찰할 수 있어요.

• **Finger-to-nose test(손가락-코 검사)**

환자의 팔이 모두 펴질 수 있는 거리에 간호사의 손끝을 대준 상태에서 환자의 검지로 본인의 코끝과 간호사의 손가락 끝을 번갈아 맞대도록 합니다.

이상이 있으면 속도가 느리고 정확한 위치에 손가락을 갖다 대지 못하며(Dysmetria) 흔들림이 관찰될 수 있어요.

• **Heel-to-shin test(발꿈치-정강이 검사)**

누운 자세에서 한쪽 발뒤꿈치를 반대쪽 무릎 위에 대고 정강이를 따라 발등까지 내려갔다가 다시 무릎 위에 놓도록 합니다.

이상이 있으면 처음 발을 들어 반대쪽 무릎에 놓을 때 발을 너무 높게 들 수 있고 마찬가지로 Dysmetria가 나타날 수 있어요.

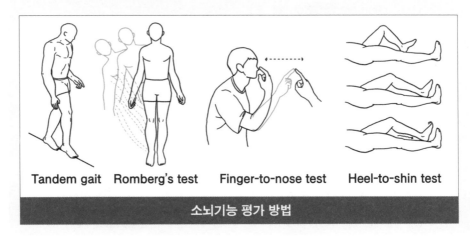

Tandem gait   Romberg's test   Finger-to-nose test   Heel-to-shin test

소뇌기능 평가 방법

- 실제 입원기록지 예시

▶ C.C: Lt. side weakness

▶ 현병력: 내원 30분 전 정수기 앞에 서서 물을 받다가 갑자기 쓰러졌고 보호자가 가서
확인해보니 의사소통은 원만하였으나 왼쪽 팔다리를 들지 못하여 내원함.

〈중략〉

[Neurologic examination(신경학적 검사)]

▶ Mental status: Alert

▶ GCS

- Eye opening: 4

- Motor response: 6

→ GCS는 Best response로 평가하기 때문에 우측 운동 반응을 기준으로 점수를 줬어요.

- Verbal response: 5

▶ Higher Cortical Function(고위 피질기능): Normal

- Aphasia comprehension: Normal

→ 여기서 이상이 있으면 Sensory aphasia에 해당됩니다.

- Aphasia verbal: Normal

→ 여기서 이상이 있으면 Motor aphasia에 해당됩니다.

- Orientation time: Normal

- Orientation place: Normal

- Orientation person: Normal

▶ Cranial Nerve Function

- Pupillary light reflex: Rt(normal), Lt(normal) → CN 2, 3

- Pupil size: 3mm isocoria → CN 3

- EOM: Normal → CN 3, 4, 6

- Nystagmus: No → CN 8

- Visual field defect: Normal → CN 2

- Facial motor: Abnormal(Lt) → CN 7

- Facial sensory: Abnormal(Lt) → CN 5

- Tongue deviation: Yes(Lt) → CN 12

- Uvular deviation: Yes(Lt) → CN 10

- Gag reflex: Normal → CN 9, 10

→ 뇌신경 순서대로 평가하는 것보다는 위와 같이 유사한 항목끼리 묶어서 평가하는 것이
효율적입니다.

▶ Motor: Upper(Grade 5/Grade 3), Lower(Grade 5/Grade 3)

통증에 대한 반응이나 기지개를 켜는 모습에서 Grade 3까지 움직임이 관찰됨.

→ 우측은 상하지 모두 Grade 5, 좌측은 상하지 모두 Grade 3

자발적인 움직임이 없다고 해서 Grade 0을 주는 것이 아니라, 통증 자극을 주거나 환자의 자연스러운 움직임을 관찰하여 Best motor grade를 평가합니다.

▶ Sensory: Decreased, Lt. Upper & Lower(3/10)

→ 좌측 감각기능이 10점 만점에 3점 정도로 떨어져 있네요.

▶ Cerebellar sign(소뇌기능 이상): No

▶ Gait: UC(Uncheckable, 평가할 수 없음)

→ 해당 입원 환자는 좌측 상하지 Motor grade 3이기 때문에 걸을 수 없어서 Gait에 대한 평가는 진행하지 못했네요.

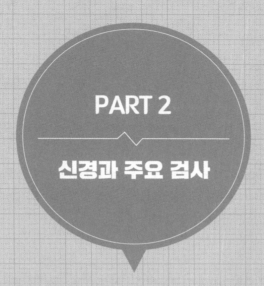

PART 2

신경과 주요 검사

1 영상검사(CT, MRI)

Case

2시간 전 발생한 Dysarthria, Rt. Side weakness & Hypesthesia(감각저하)를 주호소로 응급실에 온 환자.

기본 검사를 마치고 Brain CT를 촬영하였으나 특별한 뇌병변이 관찰되지는 않았다. 환자는 Brain MRI(Diffusion)를 추가로 촬영하였고 급성 뇌경색으로 진단받은 후에 뇌졸중 집중치료실에 입원하였다. 어떻게 해야 할까?

 선생님! 뇌경색인데 왜 처음에 CT를 찍었을 때 병변이 관찰되지 않은 건가요?

 환자는 Onset 2시간 후에 응급실에 왔고, 이 경우는 초급성기에 해당되기 때문에 Brain CT에서는 아직 병변이 보이지 않을 수 있어요.

CT는 방사선이 신체 주위로 돌아가며 투과되는 것인데, 각 조직의 투과율 차이에 의해 영상에서 음영이 다르게 보여요. 예를 들어 뼈처럼 밀도가 높은 조직은 방사선을 많이 흡수해서 고음영(밝게)으로 나타나고, 지방이나 공기처럼 밀도가 낮으면 투과율이 높아서 저음영(어둡게)으로 나타나요.

뇌경색의 경우, 뇌 조직이 손상되면서 조직 내로 물이 유입되어 CT에서 어둡게 보이는데, 이 때 어느 정도 시간이 걸리기 때문에 보통 6~12시간이 지나야 CT에서 병변을 뚜렷하게 확인할 수 있어요. 따라서 발생 3시간 내의 초급성기 뇌경색은 CT만으로 진단이 어려워요.

 그렇군요. 그러면 CT와 달리 MRI에서는 초급성기에도 뇌경색 병변을 관찰할 수 있는 건가요?

 MRI는 강한 자기장 내에서 고주파를 발생시켜 각 조직에서 반향되는 에너지의 차이를 영상화하는 검사로, 촬영 기법에 따라 각각의 특성을 가진 여러 가지 영상을 얻게 돼요. 그중 확산강조영상(Diffusion Weighted Image, DWI)은 CT나 다른 MRI 영상과는 달리 뇌경색 발생 후 빠르면 수분 만에 영상에서 밝게 나타나기 때문에 급성 뇌경색을 진단하는 데 가장 유용한 검사예요.

Diffusion MRI를 진행할 때는 DWI 외에 현성 확산계수(Apparent Diffusion Coefficient, ADC) 영상도 같이 진행하는데, ADC 영상은 급성기 뇌경색 때 어둡게 나타나요. 정리하면 DWI는 고음영(밝게)으로, ADC는 저음영(어둡게)으로 보여요.

다음은 케이스 환자의 뇌 영상 사진이에요. DWI에서 유난히 밝게 보이는 곳이 바로 뇌경색이 온 부위예요. 그런데 먼저 찍은 CT에서는 같은 부위에서 병변이 뚜렷하게 보이지 않죠?

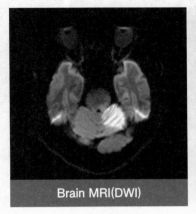
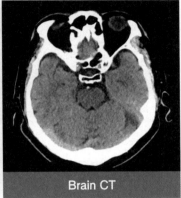

| Brain MRI(DWI) | Brain CT |

MRI는 Full로 찍으면 보통 30분 내지 1시간이 소요되기 때문에 급성기 뇌경색 병변만을 빠르게 확인하기 위해 이처럼 Diffusion 영상만 우선 촬영했다가 추후 다른 촬영 기법의 영상을 추가적으로 촬영하기도 해요.

 아! 그러고 보니까 MRI는 영상의 종류가 여러 가지로 나눠져 있었던 것 같아요.
촬영 기법에 따라 각각의 특성을 가지고 있다고 하셨는데, 자세히 알려주실 수 있나요?

 일반적으로 T1 강조영상은 뇌의 해부학적 구조를, T2 강조영상은 뇌의 병리적 변화를 잘 보여주는 영상이에요.

뇌경색, 뇌종양, 뇌염, 척수염, 다발경화증 등 대부분의 병변은 T1에서 어둡게, T2에서 밝게 보이는데, 예외적으로 석회화된 병변은 T1에서 밝게, T2에서 어둡게 보이며 출혈의 경우, 발생 시간에 따라 T1, T2 영상에서 음영의 밝기가 변화해요.

➕ 한 걸음 더 뇌출혈 시 MRI 소견

① T1: 출혈 발생 후 48시간 이내까지 변화가 없다가 시간이 지날수록 점점 고음영으로,
   만성화될수록 저음영으로 변화

② T2: 출혈 발생 후 12시간 이내에 고음영으로 나타났다가 7일 이내 점점 저음영으로,
   이후 만성화될수록 고음영으로 변화

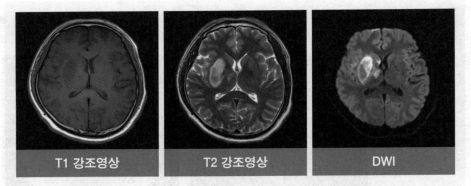

| T1 강조영상 | T2 강조영상 | DWI |

뇌경색을 진단받은 다른 환자의 Brain MRI 사진이에요. 같은 병변이 각 영상에서 다르게 보이는 것을 확인할 수 있죠?

이 외에도 FLAIR(Fluid Attenuated Inversion Recovery, 액체감쇠역전영상)는 T2 강조영상에서 뇌척수액신호를 억제하여 병변을 보다 정확히 나타내고, GRE(Gradient Echo imaging, 기울기에코영상)는 혈액에 있는 철을 예민하게 감지하여 뇌출혈 진단에 도움이 돼요.

MRI는 이런 여러 가지 기법의 영상을 서로 비교해 봄으로써 뇌병변을 보다 정확하게 감별해 낼 수 있고, CT에 비해 해상도와 연부조직의 대조도가 높다는 장점이 있어요.

그러면 응급실에서 바로 MRI를 찍었으면 번거롭지도 않고 처음부터 뇌경색을 발견할 수 있었을 텐데, CT를 먼저 촬영한 이유는 무엇인가요?

CT는 무엇보다 10~15분 내외의 빠른 시간 안에 뇌경색과 뇌출혈을 감별해 낼 수 있기 때문에 케이스 환자처럼 뇌졸중이 의심될 때 일차적으로 시행하는 검사예요. 또한 뇌부종이 심하여 수술적 치료가 필요한 경우에도 그 결정을 최대한 빠르게 내릴 수 있고요. 석회화된 구조나 급성 뇌혈종, 거미막하출혈의 진단에서는 CT가 MRI보다 더 유리해요.

CT에서 뇌경색은 발생 6~12시간 이후 어둡게 보이기 시작하여 점점 뚜렷해지고, 뇌출혈은 발생 후 6시간 이내에 밝게 나타났다가 시간이 지나 피가 모두 흡수되면 점점 어두워져요.

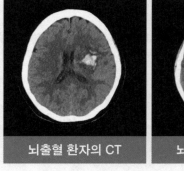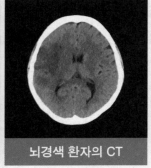

| 뇌출혈 환자의 CT | 뇌경색 환자의 CT |

아! 그렇군요. 이제 CT와 MRI의 차이를 알겠어요.
방금 환자 앞으로 MRI 처방이 났는데, 혹시 검사 전에 미리 점검해야 할 것이 있을까요?

 먼저 조영제를 사용하는 경우, 동의서와 IV line이 필요하기 때문에 처방을 받을 때 조영제를 사용하는 검사인지 아닌지를 확인해야 해요. 조영제를 사용하는 검사는 보통 'CE(Contrast Enhancement, 조영 증강)'로 표기되어 있어요.

 음… 처방을 보니 조영제를 사용하는 걸로 되어 있네요.
그러면 IV는 몇 게이지로 잡아야 하나요?

 조영제는 점도가 높아 원칙적으로 CT, MRI 모두 20G 이상의 IV line과 조영제의 효과적인 투여를 위해 Direct 3way 또는 Pressure line(P-line)이 필요해요. 하지만 경우에 따라 Patency(개방성)가 괜찮다면 22G도 사용이 가능하기 때문에 병원의 규정을 확인해 주세요.

 네. 금식은 따로 필요 없나요?

 최근 개정된 '주사용 요오드화 조영제 및 MRI용 가돌리늄 조영제 유해반응에 관한 한국 임상 진료지침'에서는 조영제를 사용한 CT 또는 MRI 검사 전 금식이 필요한 근거는 없다고 명시되어 있어요(복부 검사 제외).

하지만 조영제 투여 시 오심, 구토가 생길 수 있고 누운 자세에서 구토하게 되면 자칫 토사물이 기도로 넘어가 Aspiration(흡인)될 위험이 있기 때문에, 아직까지는 조영제를 사용한 CT의 경우에 검사 전 6시간가량 금식을 하도록 하는 병원이 많아요. MRI의 경우에는 CT 조영제에 비해 부작용의 발생 빈도가 적기 때문에 대부분 금식을 하지 않고요.

✓ TIP   CT, MRI 예정인 환자 간호

환자가 입원하면 어떤 검사를 할지 처방을 확인한 후 필요한 게이지의 Catheter를 이용하여 IV start 해야 불필요한 처치를 줄일 수 있어요.

또한 금식이 필요한 검사가 예정되어 있다면 NPO time을 확인하는 것도 필요해요. 검사에 따라 물과 같은 맑은 액체류는 제한하지 않는 경우도 있어서 마지막으로 물을 마신 시간은 언제인지, 유동식이나 고형식을 섭취한 시간은 언제인지 따로 확인하는 것이 좋아요.

이미 CT나 MRI를 찍어본 환자라면 조영제 부작용에 대해 아는 경우가 많고, MRI 같은 경우는 폐소공포를 느끼는 환자가 많기 때문에 사전에 확인해 보는 것도 필요해요.

아, CT와 MRI에서 사용하는 조영제의 종류가 다른 건가요?
그렇다면 사용하는 조영제에 따른 부작용에는 어떤 것이 있나요?

 CT는 요오드화 조영제를, MRI는 가돌리늄 조영제를 사용해요. 조영제 투여 시 생리적으로 입에서 쇠 맛이 느껴지거나 열감, 오심, 구토, 미주신경항진반응 등이 있을 수 있고 과민반응으로 가려움, 두드러기, 콧물, 재채기, 호흡곤란, 아나필락시스 쇼크 등이 발생할 수 있어요.

요오드화 조영제는 조영제 유발 신독성(Contrast-Induced Nephropathy, CIN)에 특히 주의해야 하며, 혈당강하제인 Metformin을 복용하는 환자에게 요오드화 조영제를 사용한 경우에 젖산증(Lactic acidosis)을 유발할 수 있어 검사 전후로 Metformin 복용을 중단하기도 해요.

가돌리늄 조영제는 비교적 신독성 위험이 적다고 알려져 있지만, 신기능이 저하된 환자에게 가돌리늄 조영제를 사용한 경우에 신원성전신섬유증(Nephrogenic Systemic Fibrosis, NSF)이 발생할 수 있어요.

따라서 조영제를 사용하는 검사를 하기 전에는 환자가 이전에 조영제로 인해 부작용을 경험한 적이 있는지, 동반된 질환과 복용하고 있는 약물은 무엇인지 확인하는 것은 물론이고 환자의 Serum Cr(혈중 크레아티닌), GFR(Glomerular Filtration Rate, 사구체여과율) 수치를 확인하고 수치에 이상이 있으면 주치의와의 상의가 필요해요.

✔ TIP   조영제 유발 신독성의 예방

- 신독성 유발 약물 복용 확인:
  NSAIDs(NonSteroidal Anti-Inflammatory Drugs, 비스테로이드성소염진통제),
  ARB(Angiotensin II Receptor Blocker, 안지오텐신II수용체차단제),
  ACEi(Angiotensin Converting Enzyme inhibitor, 안지오텐신전환효소억제제),
  Aminoglycoside계 항생제, Vancomycin, Amphotericin B, Cyclosporine, 항암제(Cisplatin 등)
- 검사 전후 Hydration
- 검사 전후 뮤테란 등 N-acetylcysteine 성분의 예방 약물 사용
- 부작용 경험 환자의 전처치:
  처방에 따라 검사 1시간 전 Antihistamine 및 Steroid를 투약, 과거 아나필락시스 쇼크의 기왕력이 있는 환자는 검사 시 주치의를 동반

조영제 부작용이 무섭네요. 그럼에도 조영제를 사용하는 이유가 있나요?

 조영제를 사용하면 조직 간의 대조도가 높아져 병변을 보다 명확히 구분할 수 있어요. 혈관이나 혈류가 풍부한 조직으로 조영이 증강되며, 주로 종양이나 염증성 병변의 진단에 유용해요.

CT는 조영제를 사용해야만 혈관 사진을 얻을 수 있는 반면, MRI에서는 조영제 사용 없이도 혈관 사진을 얻을 수 있어요. CT를 통해 혈관 사진을 보는 것을 CTA(CT Angiography), MR을 통해 혈관 사진을 보는 것을 MRA(MR Angiography)라고 해요.

 그러면 조영제 사용 전에는 항생제처럼 Skin test를 시행하나요?

 현재까지의 연구에서 조영제 Skin test는 조영제 과민반응의 발생을 예측함에 있어 의학적 유효성이 없는 것으로 밝혀졌어요. 이에 따라 대한영상의학회에서는 조영제 사용 전 선별검사 목적의 Skin test를 시행하지 않도록 권고하고 있어요.

 그렇군요. 조영제의 사용과 그에 따른 주의 사항에 대해선 이제 잘 알겠어요.
이 외에도 MRI 검사 전에 준비해야 할 사항이 더 있을까요?

 MRI는 자기장을 이용한 검사이기 때문에 틀니, 보청기, 장신구, 신용카드, 휴대폰 등 금속물질 제거에 특히 신경 써야 해요. 환자의 신체에 손상을 줄 위험과 기구 파손의 위험이 있고 금속물질로 인하여 영상에 Artifact(인공음영)가 생길 수 있기 때문이에요.

Pacemaker(인공심박동기) 등 체내에 기구가 삽입된 경우에는 촬영이 불가할 수 있기 때문에 의사에게 노티해야 하고, Infusion pump를 통하여 약물을 주입하고 있는 경우에는 Dosi-flow set(수액정량조절기가 달려 있는 수액세트)로 바꾸어 달거나 잠시 약을 끊고 다녀오도록 할 수 있기 때문에 어떻게 할지 주치의와 상의하는 게 좋아요.

또한 CT에 비해 MRI는 보통 30분 이상의 오랜 시간이 소요되는데, 전신이 좁은 통 안에 들어가 있어야 하고 자기장을 만들어 주는 Coil이 움직이며 생기는 소음도 크게 들리기 때문에 환자에게 폐소공포증이 있는지 확인해야 해요. 이런 경우, 의사에게 노티 후 처방에 따라 PO나 IV로 항불안제나 진정제가 투여될 수 있어요.

진정제 투여 시 SpO2가 저하될 수 있기 때문에 SpO2 monitor를 달아야 하고, 이때 모니터링 및 응급상황 발생 시의 처치를 위해 의료진 1인 이상 Keep 하는 것이 원칙이에요.

❗ 잠깐 **Infusion pump 문을 열 때의 주의 사항**

Infusion pump 안에는 수액세트가 Full로 틀어져 있고 기계로 gtt 수를 조절하는 것이기 때문에 꼭 수액세트를 잠근 후에 Infusion pump 문을 열어야 해요. 그렇지 않으면 약물이 Full drop 되는데 보통 Infusion pump로는 고위험 약물이 주입되기 때문에 의료사고로 이어질 수 있어 각별히 주의해야 해요. 실제로 임상에서는 이송 중 환자 안전사고로 Infusion pump 관련 문제가 종종 대두되고 있어요.

선생님! MRI실에서 환자를 보내 달라고 연락이 왔어요. 그런데 환자분이 폐소공포증은 없는데 허리가 아파서 오래 못 누워 있을 것 같다고 하세요. 이런 경우엔 어떻게 해야 하나요?

환자의 움직임에 의해서도 영상에 Artifact가 생길 수 있어요. MRI는 오랜 시간 움직이지 않고 똑바로 누운 자세를 유지해야 하는데, 통증 때문에 자세를 유지할 수 없다면 검사 가기 전에 진통제를 투여할 것인지 주치의에게 확인하는 것이 필요해요. 환자가 Irritable한 경우에는 진정제가 투여될 수 있어요.

환자분이 MRI를 찍고 오셨어요. 검사 후에는 어떤 간호가 필요한가요?

CT, MRI 모두 조영제를 사용한 경우라면 소변으로 잘 배출되도록 수분 섭취를 격려하는 것이 좋아요. 또 조영제가 혈관 외로 유출되었을 위험도 있기 때문에 주사 부위에 통증이 있거나 부종, 발적이 생기지 않았는지 주의 깊게 살펴봐야 해요.

네! 알겠어요. 방금 MRI 영상이 올라왔는데, 영상을 해석하는 방법을 간단히 알려주실 수 있을까요?

먼저 우리가 볼 때 왼쪽이 환자의 우뇌, 오른쪽이 환자의 좌뇌예요. 좌우를 비교해 봤을 때 어느 한쪽에서 주변보다 음영이 높거나 낮은 부분이 보이면 이상이 있는 거예요. 앞서 말했듯 영상의 종류에 따라 병변의 색은 다르게 보일 수 있고요.

그러면 환자의 MRI 영상과 검사결과지를 함께 보면서 해석해 보도록 할게요.

• 검사결과지

검사명: MRI(Brain+CE+Aortic arch Angio+Diffusion)

-- [Conclusion] --

1. Diffusion restriction at left cerebellum, superior aspect, superior & middle cerebellar peduncle, and left lateral aspect of pons on DWI.

   DWI에서 좌측 상부 소뇌, 상 & 중 소뇌각, 좌외측 뇌교에 확산 제한이 있음.

   - T2 high SI, T1 low SI.

     T2에서 고신호강도(High signal intensity), T1에서 저신호강도(Low signal intensity)

   - Without significant enhancement.

     유의미한 조영 증강은 없음.

   → Acute infarction of left SCA territory, more likely.

     좌측 상소뇌동맥(Superior Cerebellar Artery, SCA) 영역의 급성 뇌경색일 가능성이 큼.

2. No hydrocephalus.

   수두증 없음.

3. MRA:

   - Near total occlusion of distal basilar artery ~ both proximal P1 of PCA.

     뇌기저동맥 원위부 ~ 양측 후대뇌동맥(Posterior Cerebral Artery, PCA)의 P1(후대뇌동맥의 첫 분절) 근위부가 완전히 폐색된 것으로 보임.

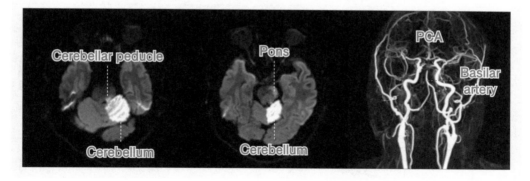

가장 뚜렷한 병변이 관찰되는 상부 소뇌의 혈액 공급은 이름에서도 알 수 있듯이 상소뇌동맥에서 담당하기 때문에 Lt. SCA territory infarction을 의심하고 있어요.

또한 뇌기저동맥에서 상소뇌동맥이 분지된 후 후대뇌동맥으로 이어지는데, MRA상 이 부위의 혈관 폐색이 확인되었으니까 이에 의해 혈액 공급이 안 되어 뇌경색이 발생한 것으로 생각할 수 있어요.

뇌 영상을 해석하기 위해서는 우선 뇌의 해부학적 구조를 알아야 하고, 뇌혈관의 위치와 각 혈관에서 뇌의
어느 부위로 혈액을 공급하는지 공부해야 해요.

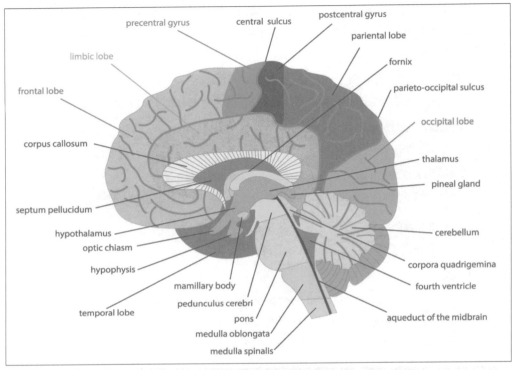

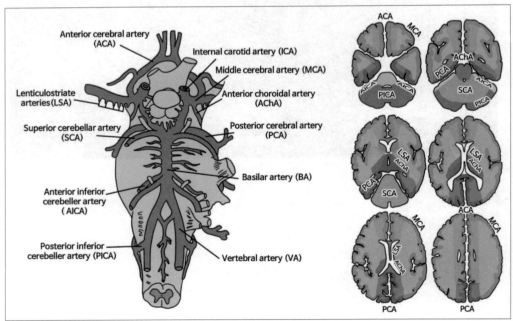

➕ 한 걸음 더 **핵의학 영상검사**

① Brain SPECT(Single Photon Emission Computed Tomography, 단일광자단층촬영)

- 검사 전 간호: 22G+Direct 3way, 검사 전 카페인이 함유된 식품이나 약물 제한

② Brain PET(Positron Emission Tomography, 양전자단층촬영): FDG

- 포도당의 대사를 영상화하여 뇌의 퇴행성 변화를 평가하는 검사

- 검사 전 간호:

22G+Direct 3way, 검사 전 6시간 금식(생수는 섭취 격려), 포도당 섞인 수액 금지, 검사 전 BST 측정 (200mg/dL 이상 시 검사 결과에 영향을 미칠 수 있으므로 검사 전날부터 혈당 조절, 검사 당일에는 인슐린 투여 금지)

③ Brain PET: FP-CIT

- 뇌에 분포하는 도파민 운반체의 밀도를 영상화하여 파킨슨병의 진단에 이용되는 검사

- 같은 PET CT임에도 FP-CIT를 이용한 검사에서는 금식이 필요 없음

- 검사 전 간호: 22G+Direct 3way, 검사 전 Levodopa가 함유된 약물 제한

MEMO

2

뇌혈관조영술(Cerebral angiography)

Case

평소 간헐적인 두통을 주호소로 입원한 환자.

입원하여 시행한 CTA상 Cerebral aneurysm(뇌동맥류)이 발견되어 신경외과 협진 후 뇌혈관조영술을 진행하기로 하였다. 어떻게 해야 할까?

CTA상에서 뇌동맥류 소견이 있었는데 뇌혈관조영술을 추가로 시행하는 이유가 있나요? CTA만으로는 진단이 불확실한 건가요?

물론 CTA나 MRA를 통해서도 뇌동맥류나 동정맥 기형, 혈관 협착 등의 뇌혈관 이상을 발견할 수 있지만 Artifact나 해상도의 문제로 뇌동맥류의 크기나 모양, 혈관 협착의 정도까지 정확하게 평가하기에는 어려움이 있어요.

뇌혈관조영술은 Catheter를 삽입하여 뇌혈관에 직접 조영제를 주입하는 검사로, 혈관의 모양뿐만 아니라 혈류의 흐름까지 볼 수 있어 아직까지 뇌혈관질환의 진단에 가장 정확한 검사로 알려져 있어요.

따라서 CTA나 MRA를 통해 선별적으로 뇌혈관 이상의 유무를 확인한 후 뇌혈관조영술을 통해 더욱 정확한 검사와 중재시술(Intervention)의 필요성을 평가하게 돼요. 주로 신경외과 협진을 통해 진행되는 검사이고 병원에 따라 신경과에서 직접 시행하거나 영상의학과 협진을 통해 이루어지기도 해요.

➕ 한 걸음 더 중재시술(Intervention)

중재시술이란 동맥 내 혈전제거술[IA(Intra Artery) thrombectomy], 혈관성형술(Angioplasty), 코일 색전술(Coil embolization), 스텐트 삽입술(Stent insertion) 등의 뇌혈관조영술을 이용한 혈관 내 시술을 말해요.

뇌혈관조영술을 통해 시술의 적응증을 판단하고, 동시에 시술을 시행하거나 추후 스케줄을 잡아 추가적으로 시행할 수 있어요.

그중 동맥 내 혈전제거술은 Onset 6시간 이내 또는 기타 적응증에 해당하는 급성기 뇌경색 환자에게 시행할 수 있는 치료법으로, 혈관조영술로 막힌 혈관을 확인한 후 Catheter를 사용하여 혈전을 직접 밖으로 꺼내는 시술이에요.

CTA나 MRA는 IV를 통해 조영제를 주입하는데 뇌혈관조영술은 어떤 방법으로 뇌혈관에 직접 조영제가 주입되는 건가요?

 Radial artery(요골동맥)나 Femoral artery(대퇴동맥)를 천자하여 Catheter를 삽입한 후, Aortic arch(대동맥활)를 따라 뇌에 혈액을 공급하는 큰 혈관인 Both ICA(Internal Carotid Artery, 내경동맥)와 Both VA(Vertebral Artery, 추골동맥)에 각각 위치시켜요. 그런 다음 각 혈관에 직접 조영제를 주입하며 혈관 상태를 관찰해요.

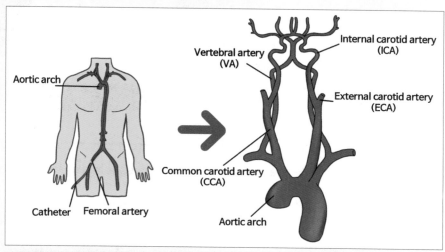

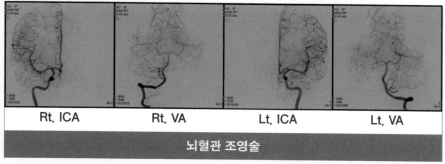

뇌혈관 조영술

 조영제가 혈관을 따라 통과하는 모습을 관찰하는 거군요!

 네, 맞아요. 조영제를 주입하며 C-arm을 통해 X-ray를 연속적으로 촬영함으로써 뇌혈관의 이상 및 혈류의 흐름을 관찰하는 거예요.

최근에는 대부분 영상을 디지털 방식으로 촬영한 후 배경화면을 빼서 더 선명한 혈관 사진을 얻는 기법을 사용하는데, 이를 DSA(Digital Subtraction Angiography, 디지털감산혈관조영술)라고 해요.

혈관 사진을 얻은 후에는 Catheter를 제거하고 천자 부위의 지혈을 위해 압박 도구를 적용시켜요(Radial: TR band 등의 지혈대, Femoral: Sand bag 혹은 Safe-guard 등의 지혈기구).

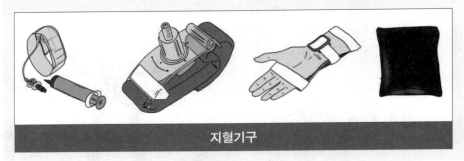

지혈기구

➕ 한 걸음 더 **Cerebral angiography = 4-vessels angiograpy = TFCA?**

뇌혈관조영술(Cerebral angiography)은 Both ICA & Both VA, 총 4개의 혈관을 조영하는 검사라고 해서 '4-vessels angiography'라고도 해요. 여기서 필요에 따라 Both ECA(External Carotid Artery, 외경동맥)가 추가되면 '6-vessels angiography'가 되죠.

만약 천자 부위가 Femoral artery일 때는 'TFCA(Trans Femoral Cerebral Angiography, 대퇴동맥 경유 뇌혈관조영술)'라고 하고요.

이렇듯 뜻을 천천히 살펴보면 용어를 쉽게 이해할 수 있어요.

 저는 대퇴동맥을 통해 검사하고 온 환자를 더 많이 봤는데, 검사 후에 ABR을 유지해야 해서 많이 불편해 하시더라고요. 혹시 요골동맥 또는 대퇴동맥 천자를 결정하는 기준이 있나요?

 우측 대퇴동맥을 통해 검사했을 때 가장 정확한 결과가 나오지만, 대퇴동맥 협착이 심하거나 접근이 안 되는 경우, 또는 대퇴 쪽의 문제로 접근하면 안 되는 경우에는 요골동맥을 사용하여 검사해요.

하지만 알고 있는 것처럼 대퇴동맥을 통한 검사 후에는 거동에 제한이 있고 환자의 불편감이 크기 때문에 최근에는 적응증이 아닌 경우에도 요골동맥을 통해서 많이 시도하고 있어요.

그러나 요골동맥은 작은 내경으로 인한 혈관 연축 등으로 접근에 어려움이 있어 어느 혈관을 사용할 것인지는 검사자의 판단에 따라 결정되며, Allen's test에서 비정상이면 요골동맥은 사용하지 않아요.

Allen's test

손은 Radial artery(요골동맥), Ulnar artery(척골동맥) 이렇게 2개의 동맥을 통해 혈액을 공급받아요. Radial artery가 손상되었을 때 Ulnar artery로 측부순환이 정상적으로 이루어지는지 확인하기 위해 Allen's test가 필요해요.

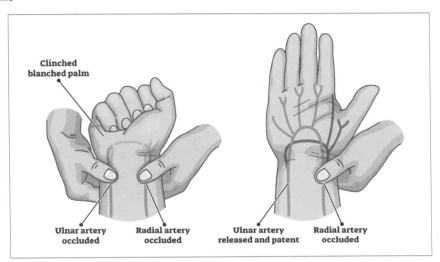

① 환자에게 주먹을 꽉 쥐도록 합니다.
② 환자 손목의 Radial artery와 Ulnar artery가 지나가는 부분을 엄지손가락으로 압박합니다.
③ 환자에게 손을 펴도록 합니다. 이때 혈류가 막혀 있기 때문에 손이 창백해져 있습니다.
④ Ulnar artery 쪽을 압박하고 있던 엄지손가락을 뗍니다.
⑤ 손이 붉어지는지(혈류가 돌아오는지) 확인합니다. 5~15초 이내 손에 혈류가 돌아온다면 Ulnar artery의 기능이 정상입니다.

 그렇군요. 이 환자분은 뇌혈관조영술이 오늘 오후로 예약되었어요.
제가 사전에 확인하고 준비해야 할 사항이 있을까요? 하나씩 알려주세요!

 네, 순차적으로 알아보도록 할게요! 일단은 뇌혈관조영술 처방과 스케줄을 확인하고, 환자에게 검사가 예정되어 있음을 설명해야 합니다. 동의서가 받아져 있는지도 미리 확인해 주세요.

 뇌혈관조영술 처방을 보니 항히스타민제, 항생제가 함께 나 있어요. 왜 그런 걸까요?
지금 바로 투여하는 건가요?

항히스타민제는 뇌혈관조영술 시 사용하는 조영제 때문에 과민반응이 생길 수 있어서 예방적으로 투여하는 것이고, 항생제는 아무래도 침습적인 검사이기 때문에 염증을 예방하기 위한 용도예요. 항생제 처방이 있으면 Skin test가 필요한 약물인지 확인하고, 필요시 검사 전 미리 시행해야 합니다.

이 약물들은 Premedication이기 때문에 따로 챙겨 놨다가 검사 직전에 투여해야 해요. 추가로 검사 전후 Hydration 처방이 있는지도 확인해야 하고요. Premedication 처방은 의사에 따라 다를 수 있기 때문에 그에 맞게 준비해 주세요.

 검사 직전 Premedication을 주려면 IV line이 확보되어 있는지도 미리 확인해야 하겠네요. 이때 IV는 몇 게이지로 잡아야 하나요?

 검사 도중 발생할 수 있는 응급상황에 대비하기 위해 18G IV line과 Direct 3way가 필요하고, 검사는 보통 오른쪽으로 이루어지기 때문에 IV는 좌측 상지 또는 하지에 잡아야 해요. 또한 검사 전 혈액검사 처방이 있는지 확인하고 혈관을 확보하면서 혈액검사를 함께 시행해요.

 금식이나 Skin prep은 필요 없나요?

 보통은 검사 전 6시간가량의 금식이 필요하지만 죽 등의 가벼운 식사를 허용하는 경우도 있어요. 또한 천자 부위의 감염 예방을 위해 양쪽 또는 한쪽 서혜부를 제모하는 경우도 있고 제모 없이 검사를 하기도 해요. 병원에 따라 다르기 때문에 확인 후 규정에 맞게 준비해야 해요.

 금식하는 경우에 경구약도 모두 중지하나요?

 보통 혈압약은 소량의 물과 함께 복용하도록 하지만 주치의와 상의가 필요한 사항이에요. 또한 항혈소판제나 항응고제를 복용하고 있는 환자는 보통 검사 전 약을 중단하지 않아요. 뇌혈관조영술 시 Catheter에 의하여 혈전이 생성되거나 혈관 내 혈전이 떨어져 나가 혈관이 막힐 위험이 있기 때문에 이를 예방하기 위해서죠.

물론 항혈소판제나 항응고제는 출혈의 위험이 있는 약물이기 때문에 환자에 따라 득실을 따져 주치의 판단하에 중단하는 경우도 있어요.

✓ TIP **중재시술 전후 항혈소판제 투여 여부 확인하기**

뇌혈관 스텐트 삽입술 등 뇌혈관조영술을 이용한 중재시술을 하기 전에는 기존에 항혈소판제를 복용하고 있지 않던 환자도 전처치로 Aspirin, Clopidogrel을 며칠간 복용하도록 해요. 또한 시술 후에도 일정 기간 꾸준히 약을 복용할 수 있어요.

선생님! 검사실에서 환자를 보내달라는 연락이 왔어요.
마지막으로 점검해야 할 사항은 무엇인가요?

 틀니, 보청기, 장신구 등을 제거하고 속옷을 탈의하도록 해요. 요의가 없어도 화장실을 다녀오도록 하고 필요시 사전에 Foley catheter를 삽입하는 경우도 있어요. 마지막으로 Premedication 투여 및 V/S 측정 후, Sand bag(검사 직후 지혈 목적) 등 필요한 물품을 지참하여 검사실로 보내요.

 환자가 검사를 마치고 병실로 돌아오면 어떤 것을 주의 깊게 살펴봐야 할까요?

 먼저 천자한 부위가 요골동맥인지, 대퇴동맥인지를 제일 먼저 확인해야 해요. 천자 부위에 따라 주의 사항이 조금씩 다르기 때문인데 지금부터 차근차근 알아보도록 할게요.

- **중재 시술 후 주의사항**
  - **공통 주의 사항**
    ① 천자 부위로 Bleeding(출혈), Ecchymosis(반상출혈), Hematoma(혈종) 등이 생기지 않는지 주의 깊게 살펴봐야 하며 검사 직후뿐만 아니라 압박 도구 제거 후에도 지속적인 관찰이 필요합니다.

    ② 검사 중 혈전이 생겨 뇌경색 등 합병증 발생의 우려가 있으므로 검사 후 의식수준을 비롯한 신경학적 이상 증상이 추가로 생기지 않는지 평가해야 합니다.

    ③ 검사 후 조영제 배출을 위해 수분 섭취를 격려하며 처방에 따라 Hydration 속도를 올려줄 수 있습니다.

    ④ 검사 후 24시간 동안은 천자 부위에 물이 닿지 않도록 주의해야 합니다.

  - **Radial artery approach**
    ① 지혈대는 보통 2~3시간 후에 제거합니다.

    ② 검사 후 24시간 동안은 무거운 물건을 들거나 손으로 바닥을 짚는 등 검사한 쪽 손을 무리해서 사용하지 않도록 합니다.

    ③ 검사 당일 검사한 쪽 팔로는 혈압을 재거나 혈액검사를 하지 않습니다.

  - **Femoral artery approach**
    ① Sand bag은 보통 4~6시간 후에 제거하며, 그 동안 ABR를 유지합니다.
    (Safe-guard 등의 지혈기구를 사용한 경우 2~3시간 ABR)

    ② 검사 후 24시간 동안은 검사한 쪽 다리를 심하게 구부리거나 힘을 주지 않아야 합니다.

    ③ 가벼운 보행은 가능하나 되도록 침상에서 안정하는 것이 좋습니다.

    ④ 하지의 순환을 확인하기 위해 Dorsalis Pedis Pulse(DPP, 발등 맥박)를 촉지하는데, 환자에 따라 잘 만져지지 않는 경우도 있어서 검사 가기 전에 Pulse가 만져지는 부위를 미리 표시 해놓기도 합니다.

TIP **Dorsalis pedis pulse 기록하기**

Dorsalis pedis pulse(DPP)에 대해서는 다음과 같이 기록해요.

3+: 쉽게 촉지 가능한 정상 맥박

2+: 쉽게 촉지되지만 손가락 압력에 의해 맥박이 감소함

1+: 맥박이 겨우 촉지됨

0: 맥박이 촉지되지 않음

DPP를 촉지할 때에는 검사나 시술을 하기 전(Pre), 후(Post)의 차이를 확인하는 게 가장 중요해요. Pre는 2+로 뛰었는데, Post는 1+로 뛰거나 느껴지지 않는다면 즉시 주치의에게 노티해야 해요.

DPP가 잘 느껴지지 않으면 Posterior Tibial Pulse(PTP, 후경골 맥박)도 함께 확인할 수 있어요. 만약 DPP, PTP 모두 촉지되지 않으면 도플러기계를 사용하여 확인하고 측정한 위치를 표시해두는 것이 좋아요.

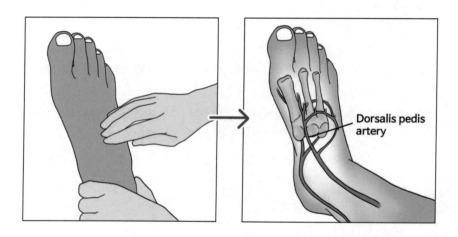

Dorsalis pedis artery

 선생님께서 말씀해 주신 대로 검사 후에 혈액순환 상태, 천자 부위의 상태, 신경학적인 변화에 대해 살펴보고 있었는데 갑자기 환자분이 가슴이 답답하다면서 얼굴이 전체적으로 붉어졌어요! 어떻게 하면 좋을까요?

 조영제 때문에 나타난 과민반응일 수 있어요. 그런 경우, 기본적으로 SpO2를 포함한 V/S을 측정한 후 의사에게 노티해야 해요. 또한 피부발진, 호흡곤란, 의식저하 등 다른 증상이 더 생기지 않는지 주의 깊게 살펴봐야 하며, 추가적으로 항히스타민제나 스테로이드제를 사용하기도 해요.

아나필락시스 쇼크로 진행할 수 있기 때문에 증상이 완전히 호전될 때까지 환자를 관찰하고, 필요에 따라 기도 확보, 산소 공급, 쇼크 체위, 수액 급속 주입, Epinephrine 투여 등의 추가 처치를 할 수도 있답니다.

Epinephrine(에피네프린)

아나필락시스 쇼크 시, 일차 치료 약제로 에피네프린을 투여해요.

- 용량: 1mg/mL Epinephrine 0.01mg/kg(1회 최대 용량: 성인 0.5mg, 소아 0.3mg),
  필요시 5~15분 간격으로 반복 투여
- 용법: 허벅지 중간 전외측에 근육주사(IM)

 시간을 두고 지켜보니 환자분의 증상은 괜찮아졌어요. 이제 인턴 선생님이 와서 압박 도구를 제거하려는데 천자 부위의 출혈이 아직 멈추지 않았어요! 다시 압박 도구를 적용해야 하나요?

 압박 도구를 제거하는 시점에 출혈이 계속 있으면 일단 Manual compression(손을 이용한 직접 압박)을 하고, 이후에도 출혈이 멈추지 않으면 의사에게 노티 후 압박 도구를 몇 시간 더 적용하기도 해요.

압박 도구를 완전히 제거한 후에는 Simple dressing을 실시해요. Dressing 위로 혈액이 살짝 비칠 수는 있지만 Dressing을 완전히 적시거나 흘러나올 정도의 출혈이 있으면 의사에게 노티해야 해요.

 다행히 Manual compression 후에 출혈이 멈춰 압박 도구를 제거했어요. 그런데 압박 도구를 제거하고 보니 천자 부위 주변으로 Ecchymosis가 생겼어요. 이럴 땐 어떻게 하나요?

 Ecchymosis는 흔히 생길 수 있어요. 범위가 더 넓어지지 않는지 확인하기 위해 Margin(가장자리)을 표시해 놓거나 사이즈를 재서 기록해 놓는 것이 좋아요.

Hematoma도 사이즈가 작으면 지켜보지만, 갑자기 부풀어 오르거나 사이즈가 점점 커지면 수술적 처치까지 필요할 수 있어요.

 이 환자는 CTA상 뇌동맥류 소견이 있어 뇌혈관조영술까지 진행했는데 뇌동맥류로 확진된 것인지, 사이즈는 얼마나 되는지 궁금해요. 검사 결과는 어떻게 확인할 수 있나요?

 뇌혈관조영술 사진이 올라왔으니 이전에 찍었던 CTA와 한번 비교해 볼까요?

· 검사결과지

① 검사명: CT-Angio (Brain, CE)

──────────── [Conclusion] ────────────

On CTA, mild bulging contour of left paraclinoid ICA.

CTA상 좌측 내경동맥(Internal Carotid Artery, ICA) 상상돌기에서 경미하게 팽윤된 윤곽이 보임.

→ R/O Aneurysm.

→ 뇌동맥류로 의심됨.

REC〉Correlation with conventional angiography.

고식적 혈관조영술과 비교해 볼 것을 권고함.

② 검사명: 4-Vessels Cbr. angiography

──────────── [Conclusion] ────────────

1. Lt. paraclinoid ICA aneurysm, unruptured.

   좌측 내경동맥 상상돌기의 비파열 뇌동맥류

   Aneurysm size(mm) - dome: 3.9, height: 1.31, width: 3.19, neck: 4.02

   뇌동맥류 크기(mm) - 원개(뚜껑): 3.9, 높이: 1.31, 너비: 3.19, 경부: 4.02

2. No other significant vascular abnormality.

   다른 유의미한 혈관 이상은 없음.

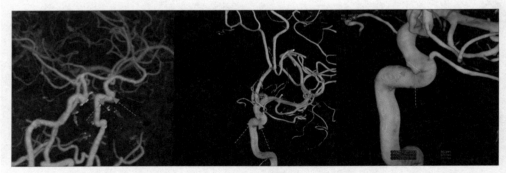

CTA   DSA

CTA와 비교하니 뇌혈관조영술 영상은 확실히 차이가 느껴지죠? 뇌혈관조영술은 영상을 디지털화해서 더욱 선명하게 만든 후 3D로 변환하여 병변을 보다 쉽게 확인할 수 있어요. 영상에서 직접 사이즈를 측정할 수도 있고요. 뇌혈관조영술을 통해 비파열성 뇌동맥류가 진단되었으니 환자의 나이, 동반질환과 뇌동맥류의 크기, 모양, 위치에 따라 경과를 관찰하거나 중재시술이나 수술을 고려할 수 있어요.

3

요추천자(Lumbar puncture, Spinal tapping) & 뇌척수액 검사(CSF study)

Case

며칠 전부터 두통과 발열이 있었던 환자.

감기로 생각하고 경과를 관찰하다 두통이 점차 심해져 외래를 통해 입원하였다. 의사는 진료 후 뇌척수액 검사를 하겠다고 한다. 어떻게 해야 할까?

 선생님! 뇌척수액 검사를 하겠다고 하는데, 어떠한 경우에 뇌척수액 검사를 하나요?

 먼저 뇌척수액(Cerebro-Spinal Fluid, CSF)이란 뇌에서 생성되어 뇌와 척수의 거미막하공간을 순환하는 액체를 말하는데, 요추천자(Lumbar puncture, Spinal tapping)를 통해 뇌척수액을 채취하여 검사를 진행하는 것을 뇌척수액 검사라고 해요.

신경계 증상과 함께 발열 등 감염의 징후가 동반되면 신경계 감염질환을 의심해 볼 수 있어요. 그중 가장 흔한 질환인 뇌수막염(Meningitis)은 발열과 두통, 수막자극징후(경부강직 등)가 대표적인 증상이죠.

뇌척수액 검사는 신경계 감염질환의 진단에 있어 가장 중요하며 출혈, 종양, 자가면역질환 등의 진단에도 도움이 되는 검사예요. 뇌척수액이 비정상적으로 축적되는 수두증(Hydrocephalus)에서는 배액 목적으로도 시행할 수 있어요.

 수두증의 경우에는 배액 목적으로도 시행한다고 하셨는데, 배액은 어떤 방법으로 하는 건가요?

 두 가지 방법이 있어요. 요추천자를 한 후 배액관을 따로 연결하지 않고 무균 통에 30~50ml의 뇌척수액을 일시적으로 받아내거나, 또는 배액관을 연결하여 뇌척수액을 며칠간 배액하는 것이죠. 배액관을 연결하는 경우를 Lumbar drainage(요추 배액) 또는 External cerebrospinal fluid drainage(외부 뇌척수액 배액술)라고 해요.

이런 방법으로 뇌척수액을 배액했을 때 증상이 호전되면 V-P shunt(Ventriculo-Peritoneal shunt, 뇌실-복막 단락술)와 같은 수술적 치료를 고려할 수 있어요.

아, 그렇군요. 이제 곧 뇌척수액 검사를 시작한다고 준비해 달라고 하세요. 어떤 것부터 하면 될까요?

 우선 가장 중요한 것은 요추천자 전에 Brain CT나 MRI를 먼저 촬영해야 한다는 거예요. 종괴성 병변이나 광범위한 뇌부종이 있으면 뇌탈출 위험이 있어 요추천자 금기에 해당하기 때문이에요.

뇌 영상 확인 후, 요추천자가 결정되면 동의서가 받아져 있는지 확인하고, 검사에 필요한 물품을 병원 규정에 맞게 준비하면 돼요.

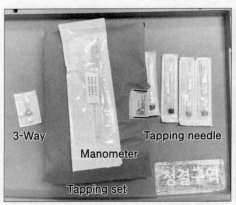
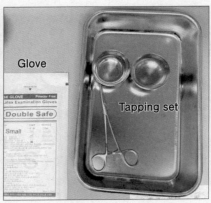

 혹시 IV line도 확보해 놓아야 하나요?

 네. 요추천자 시 CSF 압력이 높으면 중재를 위해 Mannitol을 투여할 수 있어서 미리 IV line을 가지고 있는지 확인해야 해요.

검사 후 보통 4~6시간 ABR을 유지해야 하기 때문에 이에 대해 미리 환자에게 설명하고 검사 직전에 화장실에 다녀오도록 하는 것이 좋아요.

 ABR은 왜 유지해야 하나요?

 천자 부위로 CSF가 지속적으로 누출되어 CSF 용적 감소, 두개내압 저하로 인한 저압성 두통이 발생할 수 있기 때문이에요. 이런 경우, 앉거나 일어서면 두통이 악화되고 누우면 완화되는 양상을 보여요. 이를 예방하기 위해 검사 후 4~6시간가량의 ABR이 필요하며, ABR 시간이 지난 후 환자가 앉거나 일어섰을 때 두통이 생기는지 관찰해야 해요.

저압성 두통이 며칠간 지속되면 환자의 혈액을 경막외공간에 주입하여 누출 부위를 막는 경막외혈액첩포술(Epidural blood patch)을 고려할 수 있어요.

아! 이제 환자분에게 잘 설명해 드릴 수 있을 것 같아요.
그런데 혹시 저압성 두통 외에도 다른 합병증이 생길 수 있나요?

 검사 후, 허리 통증이나 하지 저림 등은 대개 일시적이나 추적관찰이 필요하며, 천자 부위를
통한 감염이 생길 수 있는데 이를 예방하기 위해 요추천자 시에 철저한 소독과 무균술을 시행
해야 해요.

또한 출혈이나 혈종의 위험이 있어 검사 전에 PLT(Platelet, 혈소판) 수치와 혈액응고검사 수
치를 확인해야 하며 PLT가 20,000개/mm^3 이하인 경우는 요추천자 금기에 해당해요.

 그렇군요. 그러면 요추천자는 어떻게 진행되나요?
환자분이 검사받을 때 저도 과정을 알고 있어야 할 것 같아요.

 검사를 위해 환자는 옆으로 누운 상태에서 무릎을 접어 가슴 앞으로 당기고, 고개를 숙여 새
우등처럼 만들어야 해요.

이 자세에서 보통 L3~L4 사이에 Spinal needle(천자침)을 삽입하여 거미막하공간에 도달하
면 Stylet(속침) 제거 후 3way+manometer(압력계)를 연결하여 CSF 압력을 측정해요. 이후
검체 Bottle에 필요한 만큼의 CSF를 채취하는데, 보통 3~5ml씩 4~6개의 Bottle에 나누어 받
아요.

Syringe로 빼내는 것이 아니라 흘러나오는 CSF를 받는 것이기 때문에 어느 정도 시간이 걸
리는데, 환자마다 다르지만 보통 30분 정도 소요되며 환자가 Irritable한 경우에는 안정제를
투여하기도 해요.

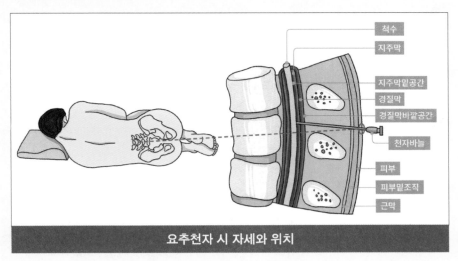

요추천자 시 자세와 위치

요추천자 시에 간호사는 어떤 역할을 하나요?

 간호사는 CSF 압력과 색깔을 확인하여 기록해야 해요. CSF 압력이 높으면 압력을 떨어뜨리기 위해 삼투성 이뇨제인 Mannitol을 투여할 수 있는데, Mannitol이 다 투여되고 나면 CSF 압력을 재 측정해요. 이런 경우에 Mannitol 투여 전과 후의 압력을 모두 기록해요.

 Mannitol은 투여 시 Full drop을 하던데 그렇게 주는 것이 맞나요?

 네, 맞아요. Mannitol은 혈관 내 삼투압을 높여 뇌조직에 있는 수분을 혈관으로 끌어당김으로써 뇌압을 낮추는데, Full drop 했을 때 삼투 작용이 커 그 효과를 극대화할 수 있기 때문이에요.

 삼투성 이뇨제에는 Glyfurol, Cerol 같은 Glycerol도 해당되는 것으로 알고 있는데 이 약물들은 사용하지 않나요?

 물론 Glycerol도 삼투성 이뇨제로 IICP(Increased Intra-Cranial Pressure) 환자의 뇌압을 낮추기 위해 사용할 수 있는 약물이지만, 요추천자 도중 뇌압의 중재를 위한 용도로는 잘 사용되지 않아요. 투여 후 10여분 만에 뇌압 강하 효과가 나타나는 Mannitol에 비해 효과가 더디게 나타나기 때문이에요.

하지만 Mannitol은 장기간 투여 시 전해질이상이 발생할 수 있기 때문에 지속적인 뇌압 강하가 필요한 경우에는 환자의 임상 양상에 따라 적절한 약물을 선택하여 사용하게 돼요.

 뇌척수액 검사 전에 삼투성 이뇨제를 투여하는 경우도 있던데 어떠한 경우에 그런가요?

 뇌척수액 검사 전 IICP가 강력히 의심되는 경우에 뇌압을 낮추는 처치를 우선적으로 하기도 하지만 그 외에 예방적인 목적으로는 삼투성 이뇨제를 사용하지 않아요.

 삼투성 이뇨제를 기존에 투여 중인 환자가 뇌척수액 검사를 할 경우에는 검사 전 투여 여부를 확인하는 것이 좋은가요?

 기존에 사용하던 삼투성 이뇨제가 CSF 압력 외에는 뇌척수액 검사 결과에 큰 영향을 미치지 않기 때문에, 투여를 중지하거나 이로 인해 검사 시행 여부가 결정되지는 않아요. 하지만 참고할 만한 사항으로 검사하는 동안 삼투성 이뇨제의 투여 간격 조절 등을 확인하는 것은 필요해요.

뇌척수액 검사가 끝났어요. 검사 후에 CSF 압력과 색깔을 확인하여 기록해야 한다고 하셨는데, 정상 범위가 궁금해요.

 정상 CSF 압력은 100~180mmH2O 이며 압력이 200mmH2O 이상이면 두개내압 상승을, 50mmH2O 이하이면 두개내압 저하를 의미해요.

색깔은 무색으로 투명해야 하며 이상이 있으면 혼탁하거나 변색되어 있어요. 색깔의 변화를 판별하기 어려울 때에는 흰 배경에서 물과 대조해 보는 방법을 사용할 수 있어요.

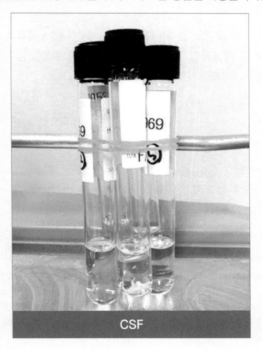

CSF

 네, 선생님. 정상 검체에 대해 알았으니 앞으로 이와 비교해서 기억하면 되겠네요.
그런데 CSF 검체는 일반 혈액검사와는 달라서 검체 관리에 특별히 주의해야 할 점이 있을까요?

 CSF 검체는 받은 순서에 따라 선별적으로 검사를 시행할 수 있기 때문에 요추천자를 마친 후 검체 Bottle의 순서가 뒤바뀌지 않도록 라벨 등으로 순서를 표시 해놓는 것이 좋아요.

또한 CSF는 다른 체액에 비해 자가 용해가 빠르게 이루어지기 때문에 되도록 채취 후 즉시 검사실로 운반해야 하며, 처방에 따라 CSF를 EDTA, SST 등 다른 Tube로 옮겨야 할 때에는 무균적으로 시행해야 해요.

추후 검사가 추가될 수 있기 때문에 남은 검체는 보관해 놓는 것이 좋은데, 실온보관이 원칙 이지만 바이러스 배양 등 냉장보관이 필요한 검사도 있어서 일부 냉장보관 하기도 해요. 검체 보관은 보통 채취 후 1~3일까지 가능하지만 병원에 따라 다르니 원내 규정을 살펴봐야 해요.

CSF 검체는 다시 채취하기도 어려우니 취급 시 특히 주의해야 하겠네요. 만약 검체 양이 부족해서 검사를 다 나가지 못할 경우에는 어떻게 하나요?

뇌척수액 기본 검사(적혈구, 백혈구, 단백질, 포도당 수치)에서는 최소 1~2ml의 CSF로도 검사가 가능하기 때문에 최소 용량을 지키는 수준에서 혹시 모를 추가 처방에 대비해야 해요. 뇌척수액 검사 시, CSF 압력이 낮으면 다른 환자보다 검체를 덜 받기도 하는데, 이런 경우 주치의와 상의해서 검사의 우선순위를 따져 선별적으로 나가기도 해요.

그렇군요. 선생님! 진단검사의학과에서 뇌척수액 검사 결과가 나왔어요. 그런데 어떻게 해석해야 하는지 잘 모르겠어요. 뇌척수액 검사 수치의 정상 범위와 수치에 따라 의미하는 바는 무엇인지 알려주세요.

뇌척수액 검사 시, 압력과 색깔은 물론이고 기본적으로 적혈구, 백혈구, 단백질, 포도당 수치를 확인하여 그 의미를 판단해야 해요.

- **RBC(적혈구)**

  정상 성인의 CSF에서 적혈구는 0개이며 적혈구의 증가는 외상천자(Traumatic tapping) 또는 거미막하출혈을 의미해요.

  외상천자란 천자 시 바늘이 혈관을 건드려 혈액이 CSF와 섞이게 되는 것인데, 외상천자의 경우에 보통 2번째, 3번째 Bottle로 갈수록 적혈구 수가 줄어들지만(3 tube test) 거미막하출혈에서는 모든 Bottle에서 비슷한 정도의 적혈구가 검출돼요.

  적혈구 200개/mm^3 이상이면 CSF가 혼탁하게 보이고, 1,000~6,000개/mm^3 이면 노란색 또는 혼탁한 분홍색이며, 6,000개/mm^3 이상이면 붉은색으로 관찰돼요.

- **WBC(백혈구)**

  정상 성인의 CSF에서 백혈구는 mm^3 당 5개 이하이며 백혈구 수의 증가는 대개 신경계 염증성 질환을 의미해요. 백혈구가 수백 개/mm^3 이상이면 CSF가 혼탁하게 관찰돼요.

- **Protein(단백질)**

  정상 성인의 CSF 단백질 수치는 15~50mg/dL이며 단백질의 증가도 염증성 질환에서 나타날 수 있어요. 1,000mg/dL 이상 증가될 때에는 척수차단을 의미하며 CSF가 짙은 노란색으로 관찰돼요. 최근 요추천자 등으로 CSF 누출이 있는 경우나 갑상샘항진증에서는 단백질이 감소할 수 있어요.

- **Glucose(포도당)**

  CSF 포도당 수치는 혈당에 비례하여 변화하는데 정상 성인의 경우에 45~80mg/dL로 이 수치는 혈당의 60~70%에 해당해요. 일반적으로 CSF 포도당 수치가 35mg/dL 이하이면 비정상 소견이며, 보통 요추천자 직후 혈액검사를 통해 혈당과 CSF 포도당 수치를 비교해요.

• 뇌수막염의 CSF study 소견

구분	압력(mmH2O)	백혈구(개/mm³)	단백질(mg/dL)	포도당(mg/dL)
정상	100~180	5 이하	15~50	45~80
바이러스성	정상 또는 약간 증가	5~1,000	50~100	정상
곰팡이성	정상 또는 약간 증가	10~500	20~500	감소
결핵성	증가	50~500	100~500	40 이하
세균성	180 이상	1,000~10,000	100~500	40 미만 또는 혈당의 40% 이하로 감소

뇌척수액 검사를 마치고 Serum Glucose 검사를 왜 하는지 궁금했는데, 이런 이유에서였군요!

✓ **TIP** **CFS 검사는 검체 처방 확인하기**

포도당을 비롯하여 Serum과 CSF를 비교하는 항목이 있기 때문에 검체 처방이 Serum인지, CSF인지 '꼭' 확인해야 해요. CSF 검체로 처방이 났는데 이것을 확인하지 못하고 Serum으로 나가면 추후 남겨둔 CSF 양이 부족해서 검사를 나가지 못하는 경우가 생길 수 있기 때문이에요.

기본적인 수치 확인 후에 필요에 따라 균 배양 및 도말 검사, 항원, 항체, PCR(Polymerase Chain Reaction, 중합효소연쇄반응: 바이러스 유전자 검사) 등의 검사를 추가로 시행할 수 있어요.

케이스 환자의 CSF study 결과예요. 이 환자는 병력청취상 뇌수막염이 의심되어 요추천자를 진행했어요. 앞서 배운 내용을 토대로 어떤 종류의 뇌수막염에 해당되는지 함께 해석해 볼까요?

· CSF study 검사결과지

	결과	단위
RBC 〈CSF〉	10	/mm^3
WBC 〈CSF〉	150	/mm^3
Protein 〈CSF〉	75.2	mg/dL
Glucose 〈CSF〉	70	mg/dL
Glucose 〈Serum〉	98	mg/dL

· CSF study 결과 해석

① 육안상 CSF 색깔이 Clear 하게 관찰되었지만 검사상 RBC가 10개 검출되었어요.

② RBC가 검출되면 외상천자 또는 거미막하출혈을 의심할 수 있는데,
정확한 평가를 위해서는 3 tube test가 필요해요.

③ WBC 150개, Protein 75.2로 약간 증가되어 있네요.

④ Serum Glucoe가 98이고, CSF Glucose는 70으로 혈당의 약 70%에 해당하므로 정상
소견이에요.

 검사 결과를 봤을 때 바이러스성 뇌수막염으로 추측되지만 CSF study 결과만으로 단정 지을
수는 없으며 항상 환자의 임상 경과를 고려하여 진단이 이루어져요.

CFS study 시 간호기록 예시는 다음과 같아요.

· 간호기록 예시

기록 시간	기록 내용
10:10	Lumbar puncture permission 받음. by Dr. 나의사.
10:30	환자 Full voiding 후 처치실로 이동함.
10:33	Lumbar puncture 실시함. by Dr. 나의사. Pressure: 120mmH2O, Color: Clear.
11:20	검사 마침. Lumbar puncture site simple Dx 후 Medix 부착함. by Dr. 나의사. 환자 침대 채 병실로 이동함. 6시간 동안 ABR 유지하도록 설명함.
	〈중략〉
17:25	ABR 해제함. 두통 호소 없음. Lumbar puncture site clear하게 관찰됨.

4-1 뇌파검사(EEG)

Case

어릴 적 열성경련 과거력이 있는 환자.

금일 오전 GTC(Generalized Tonic-Clonic, 전신강직간대) type seizure 발생하여 응급실로 내원하였다. 응급실 내원 후 추가적인 Seizure는 없었으며, 뇌파검사 및 Brain MRI를 시행하기 위해 입원하였다. 어떻게 해야 할까?

환자가 Seizure를 해서 입원했으니까 뇌파검사를 하는 것은 알겠어요.
추가적으로 어떤 경우에 시행하고 어떤 검사인지 자세히 알려주세요.

뇌파(Electroencephalogram, EEG)란 대뇌피질의 자발적인 전기활동을 파형으로 나타낸 것으로, 머리에 전극을 붙여 뇌파를 측정하는 검사를 뇌파검사라고 해요. CT나 MRI가 뇌의 구조를 보는 검사라면 뇌파검사는 뇌의 기능을 평가하는 검사예요.

뇌전증의 진단과 분류 및 예후와 치료 효과에 대한 평가에 가장 유용하며 뇌염, 수면장애, 의식장애, 뇌사판정 등에서도 시행해요.

아! TV에서 환자의 머리에 전극을 붙이고 검사하는 것을 본적이 있는데,
그게 바로 뇌파검사였군요. 뇌파검사는 어떻게 이루어지나요?

조용하고 어두운 환경의 뇌파검사실에 누워 머리에 전극을 붙이고 눈을 감거나 뜨도록 하면서 뇌파를 기록하며, 검사 시간은 보통 30분가량 소요돼요. 필요에 따라 과호흡, 광자극, 검사 전 수면박탈(Sleep deprivation) 후 수면을 유도하는 방법을 통해 이상뇌파를 유발하기도 해요.

발작 양상을 관찰하기 위한 비디오뇌파감시(Video EEG monitoring)는 24시간 지속적으로 뇌파를 기록하고 보통 3~7일의 장기간에 걸쳐 검사가 이루어져요.

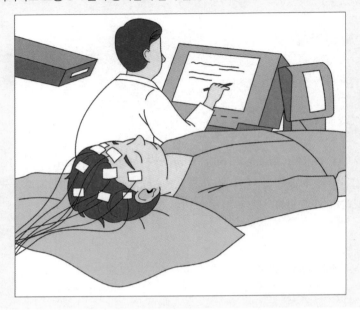

 24시간 지속적으로 뇌파를 기록하면 환자는 계속 검사실에 누워 있어야 하나요?

 비디오뇌파감시는 특수한 검사로 장기간 감시를 위해 입원 병실에서 시행하며, 병원마다 다르지만 보통 비디오뇌파감시를 위한 병동이 따로 마련되어 있어요.

실제 발작을 일으키는 순간을 포착하기 위해 뇌파 장치와 CCTV를 설치해 환자의 행동을 관찰하며, 검사 기간에 환자는 병실 밖으로 나가면 안 되기 때문에 보호자가 항상 상주해야 해요.

뇌파검사는 뇌의 기능을 평가하는 검사라고 하셨는데, 뇌기능에 이상이 있으면 뇌파가 어떻게 나타나나요?

 뇌전증모양파(Epileptiform discharge)나 서파(Slow wave)가 나타나거나 진폭 또는 리듬이 정상에서 벗어날 수 있는데 이런 경우를 이상 뇌파라고 해요.

뇌전증모양파는 다양한 진폭의 날카로운 파로 극파(Spike), 예파(Sharp wave), 다발극파(Polyspike), 극서파복합체(Spike and wave complex)가 해당돼요.

서파는 정상보다 느린 파로 세타파(Theta wave), 델타파(Delta wave)가 해당되며 수면 시 전반적인 서파는 정상이나, 국소 서파가 간헐적 혹은 지속적으로 나타나는 것은 뇌의 기능장애를 의미해요.

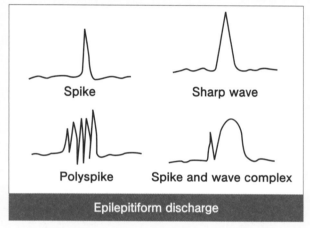

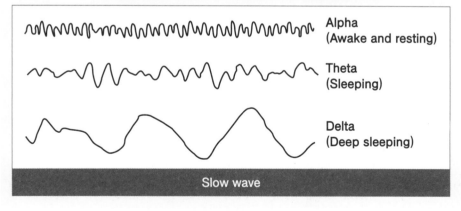

 뇌파검사에서 뇌전증모양파가 나타나야만 뇌전증으로 진단할 수 있나요?

 반드시 그렇지는 않아요. 뇌전증 환자의 일부에서는 검사를 반복해도 뇌전증모양파가 관찰되지 않을 수 있고, 드물지만 정상인에게서도 뇌전증모양파가 나타날 수 있어요. 따라서 뇌파검사 이외의 다른 임상 소견도 함께 고려하여 진단이 이루어져요.

- **검사결과지**

  검사명: EEG (Waking, Digital, 이동뇌파, 18채널 이상)

  - 판독 결과

    1. Sharp waves, regional. Rt temporal(T6 > T4), frequent.
       우측 측두엽에서 국소 예파가 빈번하게 나타남.

    2. Intermittent regional delta to theta slow activity in Rt frontotemporal area.
       우측 전측두엽 영역에서 국소 서파(델타 및 세타파)가 간헐적으로 나타남.

    3. Normal background activity.
       배경파는 정상임.

  - Conclusion:

    This EEG is suggestive of focal epilepsy originating from Rt temporal area and regional cerebral dysfunction in Rt frontotemporal area.

    결론:

    이 EEG는 우측 측두엽에서 기인한 국소 뇌전증과 우측 전측두엽 영역의 국소 기능장애를 시사함.

MEMO

신경전도검사(NCS) & 근전도검사(EMG)

Case

2달 전부터 서서히 진행한 양하지의 저린감과 위약감을 주호소로 입원한 환자.

처음에는 발끝부터 저리기 시작했다가 최근에는 점차 발목까지 올라오고 있으며, 스스로 보행은 가능한 정도이나 걸을 때 어색한 느낌이 든다고 한다. 내원 당시 시행한 Neurologic exam(신경학적 검사)상 양하지의 감각저하 외에 다른 신경학적 이상은 발견되지 않았다.

환자는 입원 후 NCS, EMG를 진행하기로 하였다. 어떤 간호가 필요할까?

저린감과 위약감이 있으면 보통 뇌졸중이라고 생각할 수 있을 것 같은데, 머리 쪽 검사를 하지 않은 걸 보니 뇌졸중을 의심하지는 않는 것 같네요?

저린감, 위약감은 뇌졸중 등의 중추신경계 장애로 나타나기도 하지만 근육을 지배하는 말초신경의 장애나 근육 자체의 질환으로도 발생할 수 있어요.

뇌졸중은 특별한 경우가 아닌 이상 편측으로만 증상이 나타나는 반면 말초신경병이나 근육병이면 편측 또는 양측에서 이상감각, 무감각, 근력저하, 근위축, 근육경련 등 다양한 감각, 운동 이상 증상이 나타날 수 있어요.

그렇군요. NCS, EMG는 생소한데, 어떤 검사인가요?

우선 NCS는 신경전도검사, EMG는 근전도검사를 말해요. NCS는 말초신경의 이상을, EMG는 근육의 이상과 함께 말초신경이나 신경 주변 이상까지 확인하는 검사예요.

근력저하의 원인이 중추신경계 장애가 아닌 말초신경 또는 근육의 문제로 의심된다면, 우선 NCS를 통해 말초신경에 장애가 있는지 살펴본 후 검사 결과에 따라 EMG까지 진행할 수 있어요.

그러면 각각 검사하는 방법이 다른가요?

말초신경과 근육의 전기적 활동을 이용한 검사라는 것은 같지만 검사 방법에 차이가 있어 하나씩 알아 보도록 할게요.

- **신경전도검사(Nerve Conduction Study, NCS)**

말초신경에 전기자극을 주었을 때 형성되는 전위를 분석하여 말초신경의 기능을 평가하는 검사예요. 운동신경전도검사는 근육에, 감각신경과 혼합신경전도검사는 신경이 지나가는 자리에 전극을 붙여 전위를 기록해요.

증상이 있는 쪽에서 먼저 검사한 후 필요에 따라 반대쪽 검사도 시행할 수 있으며 활동전위의 잠복기, 진폭, 지속시간, 신경전도속도를 정상치와 비교하여 분석해요.

- **근전도검사(Electromyography, EMG)**

EMG는 침을 근육에 찔러 진행하는 근육 내 침 근전도검사(Needle EMG)와 피부에 전극을 붙여 검사하는 표면 근전도검사(Surface EMG)로 나뉘는데, 대부분은 Needle을 이용한 검사를 진행해요.

Needle EMG는 힘을 뺀 안정 상태의 근육에 침 전극을 삽입하고, 해당 근육을 단계별로 수축시켜 근육에서 발생하는 전위를 분석하여 근육의 질환이나 손상을 평가하는 검사예요.

증상이 있는 근육을 중심으로 검사를 시행하며 침 전극 삽입 시의 활동전위, 안정 시의 자발전위, 근 수축 시의 활동전위를 종합하여 분석해요.

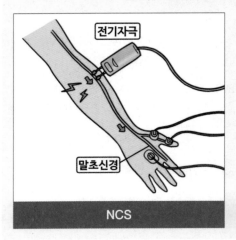

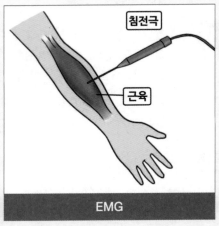

환자분이 '침 맞는 검사'를 하고 왔다고 표현하시던데, EMG를 하고 오신 거였군요.
NCS, EMG는 전기자극과 침 전극 삽입을 통한 검사라 환자분이 느끼는 불편감이 클 것 같아요.
검사 전에 주의해야 할 사항이 있을까요?

네, 맞아요. 전기자극을 주거나 침 전극 삽입 시에 통증 또는 불편감이 있을 수 있기 때문에 이에 대해 사전 설명이 필요하고, 검사 시에 힘을 빼고 주는 등 환자의 협조가 이루어져야 해요.

검사 전에는 피부를 청결히 하고 장신구 등은 제거해야 하며 체내에 전기를 이용한 기구가 삽입된 경우에는 검사 결과에 영향을 줄 수 있어 의사에게 알려야 해요.

또한 검사가 필요한 팔다리에 수액을 가지고 있으면 검사에 지장을 주기 때문에 편측에 증상이 있다면 증상이 있는 쪽으로는 IV line을 잡지 않으며, 주치의와 상의하여 수액을 제거하거나 Heparin locking을 하는 것이 좋아요.

근전도검사 시에는 침을 사용하기 때문에 혈소판 감소증이 있는 경우는 침을 삽입한 근육에 Bruise, Hematoma가 발생할 수 있으니 주의가 필요하고, 검사 후에는 검사 부위에 통증, 부종, 발적, 열감 등의 근육 감염 증상이 있는지 확인하는 것도 중요해요.

➕ 한 걸음 더 **유발전위검사(Evoked Potential, EP)**

1. 감각유발전위(Sensory Evoked Potential, SEP)
- 빛, 소리, 전기 등으로 감각신경 자극 후 대뇌피질에서 유발되는 전위를 분석하여 신경전달경로의 이상을 평가하는 검사
- 시각유발전위(Visual Evoked Potential, VEP), 뇌간청각유발전위(Brainstem Auditory Evoked Potential, BAEP), 체성감각유발전위(SomatoSensory Evoked Potential, SSEP)

2. 운동유발전위(Motor Evoked Potential, MEP)
- 대뇌 운동피질에 자기자극을 주었을 때 근육에서 유발되는 전위를 분석하여 운동신경의 이상을 평가하는 검사

MEMO

Case

얼마 전 뇌경색을 진단받은 환자.

다시 유사한 증상이 생긴 것 같다고 내원하였는데, 내원 당시 Neurologic exam에서 특별한 이상은 보이지 않았다.

환자는 신경초음파검사를 통해 혈관 이상을 확인해 보기로 하였다. 어떤 간호가 필요할까?

 신경초음파검사란 유방초음파, 갑상샘초음파처럼 초음파를 이용한 신경계 검사인가요?

 네, 맞아요. 신경초음파검사에는 대표적으로 두개경유도플러와 경동맥초음파가 있는데, 초음파를 통해 두경부의 혈류를 관찰하여 주로 뇌혈관질환의 진단에 이용하는 검사예요.

 뇌 혈류를 관찰하는 검사로 뇌혈관조영술이 있는데, 신경초음파와는 어떤 차이점이 있나요?

 뇌혈관조영술은 혈관을 직접 관찰하여 정확한 검사 결과를 얻을 수 있는 반면, 침습적인 검사이기 때문에 검사에 따른 합병증 위험이 있죠. 신경초음파는 초음파만으로 검사하기 때문에 측정에 오류가 생기거나 협착이 심하지 않으면 잘 보이지 않을 수 있어요.

따라서 신경초음파만으로는 진단에 제한적일 수 있지만, 비침습적이고 인체에 무해하며 검사가 간편하여 반복 검사가 용이하다는 장점이 있어 뇌혈관질환의 선별검사 및 감시 목적으로 많이 활용돼요.

 그렇군요. 두개경유도플러와 경동맥초음파는 어떻게 다른가요?
두 검사의 차이와 해석 방법에 대해 자세히 알고 싶어요!

 네, 차례로 알아보도록 해요.

- **두개경유도플러(Trans-Cranial Doppler sonography, TCD)**

  두개 내로 초음파를 발사하여 두개 내 혈관의 혈류속도와 방향, 박동지수(Pulsatility Index, PI)를 측정하는 검사예요.

  혈류속도는 혈관마다 다르지만 일반적으로 100cm/초를 넘지 않아요. 혈류속도 증가는 그 혈관의 협착을, 감소는 근위부 혈관의 협착이나 폐색을 의미해요. 또한 동일 혈관의 양측 혈류속도 차이가 30% 이상이면 혈관 협착을 의심할 수 있지만 정상인에게서도 혈관의 굴곡에 따라 혈류속도의 차이가 생길 수 있어요.

  PI 정상범위는 보통 0.6~1.1이고, 나이, 기저질환 등에 의해 영향받을 수 있어요. 정상범위보다 낮으면 근위부 혈관의 협착이나 폐쇄 또는 동정맥 기형을, 높으면 원위부 혈관의 폐색 또는 두개내압 상승을 의미할 수 있어요.

- **경동맥초음파(Carotid ultrasonography)**

  경동맥이 위치한 목 부위에 초음파를 발사하여 경동맥의 내중막 두께(Intima-Media Thickness, IMT)와 죽상판(Plaque)의 유무, 혈류속도를 측정하는 검사예요.

  보통 IMT가 1mm 이상이면 두꺼워진 것으로 보는데, IMT가 1.5mm를 초과 또는 동맥내강으로 0.5mm 이상 돌출되거나 주변 IMT보다 50% 이상 두꺼워진 경우를 죽상판이라고 해요.

  일반적으로 내경동맥의 최대수축기혈류속도가 증가할수록, 죽상판의 크기가 클수록 경동맥의 협착 정도가 심하며, 내중막 두께가 두꺼울수록 심뇌혈관질환의 위험도가 높다고 해요.

+ 한 걸음 더) TCD로 미세혈전 감시와 난원공 개존 진단 방법

TCD를 이용하여 미세혈전의 감시와 난원공 개존(Patent Foramen Ovale, PFO)의 진단도 할 수 있어요.

PFO가 있는 경우, 정맥계에서 생긴 혈전이 폐순환계에서 걸리지 않고 우심방에서 좌심방으로 단락을 통해 전신 혈관계로 직접 넘어가서 색전증을 일으키게 돼요. PFO를 진단하기 위한 검사로는 경식도심초음파(Trans-Esophageal Echocardiography, TEE)가 가장 정확하지만 TCD를 이용하면 간편하게 검사할 수 있고, 또한 TEE는 식도로 진입하는 검사이기 때문에 식도 질환이 있거나 삼킴장애가 있는 환자에게 유용한 검사 방법이에요.

- **검사 방법**
  ① 환자가 바로 누운 자세에서 초음파 탐촉자를 검사 부위에 고정합니다.
  ② 환자 팔의 IV(18G) 3way에 생리식염수 9cc가 든 주사기와 공기 1cc가 든 주사기를 연결하고 공기 거품(Air bubble)이 생기도록 여러 번 교란(Agitation)합니다.
  ③ 휴식 상태에서 Agitated saline을 주사하고 미세색전신호(Micro-Embolic Signal, MES)를 관찰합니다.
  ④ 다시 Agitated salinge을 주사하고 약 5초 후에 환자에게 배에 힘을 최대로 주고 숨을 참는 발살바법(Valsalva maneuver)을 10초가량 유지하게 하며 MES를 관찰합니다.

Case

최근 음식을 자꾸 태우고 약속을 잊는 일이 잦아졌다는 환자.
보건소에서 치매 조기검진을 했는데 자세한 검사가 필요할 것 같다고 하여 내원하였다.
입원 후 환자 앞으로 신경심리검사가 처방 났다. 어떤 간호가 필요할까?

 신경심리검사라… 기억력이 나빠졌다고 했으니 기억력을 평가하는 검사인가요?

 신경심리검사는 치매, 뇌졸중 등으로 인지기능 저하가 있는 환자에게 시행하는 검사로 인지기능 장애의 정도를 평가하고 이를 통해 대뇌피질에서 손상된 범위를 밝힐 수 있어요.
SNSB(Seoul Neuropsychological Screening Battery, 서울신경심리검사),
CERAD-K(Consortium to Establish a Registry for Alzheimer's Disease-Korean version, 한국판 세라드검사) 등의 평가집을 사용하여 고위 피질기능에 해당하는 지남력, 주의집중력, 기억력, 판단력, 계산력, 언어기능, 감정상태 등을 평가해요. 검사 시간은 1~2시간이 소요되며 환자의 협조 정도에 따라 시간이 달라질 수 있어요.

 그렇군요. 검사 전 준비해야 할 것이 있나요?

 검사의 특성상 검사 시 보호자 면담이 포함되기 때문에 환자에 대해 잘 알고 있는 보호자가 동반해야 하고, 평소에 돋보기나 보청기를 사용하는 환자는 검사 시 이를 지참하도록 설명해 주세요.
또한 오랜 시간 평가가 이루어져 환자의 피로도가 높기 때문에 검사 전과 후에는 충분한 휴식을 취해야 해요. 간혹 인지기능 저하의 정도가 경한 환자는 검사 시 불쾌해할 수도 있어서 검사에 대한 사전 설명이 필요해요.

만약 긴 검사 시간을 버틸 만큼의 컨디션이 안 되는 환자는 어떻게 하나요?

 MMSE(Mini Mental State Examination, 간이정신상태검사), CDR(Clinical Dementia Rating, 임상치매척도), 들어본 적 있죠? 치매 선별검사로도 사용되는 검사예요.

물론 고위 피질기능의 평가에 필요한 모든 내용이 포함 되어 있는 것은 아니지만 침상 옆에서 간편히 시행할 수 있는 검사이기 때문에 긴 시간 동안 신경심리검사를 진행할 수 없는 환자는 이런 간이검사로 대체하기도 해요.

MMSE, CDR은 콜린분해효소억제제나 메만틴 등 치매 약제 처방 시 약물의 보험 인정 기준에 해당하는 검사이기 때문에 해당 약물 처방 시 검사 결과가 있는지 확인해 보는 것도 좋아요.

! 잠깐   예정된 검사 확인하고 순서 조율하기

오후에 신경심리검사가 예정 되어 있는 환자가 오전에 안과 검사를 다녀오는 바람에 신경심리검사를 진행하지 못했던 경우가 있었어요.

안과 검사 시 대개 산동제를 점안하는데, 이런 경우 앞이 잘 안 보이기 때문에 검사지를 보며 그림을 그리거나 문제를 풀어야 하는 신경심리검사를 진행할 수 없었던 것이죠.

예정된 검사가 무엇인지 확인하고 순서를 조율하는 것도 간호사의 역할이에요.

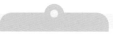

MEMO

PART 3

신경과 주요 질환

1 뇌경색(Cerebral infarction)

Case

고혈압 과거력이 있는 환자.

1시간 전 갑자기 발생한 Rt. side weakness, Aphasia를 주호소로 응급실에 내원하였다. Mental alert 하나 Verbal out put 없었고, 통증 자극 시, 우측 상하지 모두 Motor grade 3 로 측정되었으며, 환자는 좌측 허공만을 바라보고 있었다.

응급실에서 즉시 Brain CT를 촬영하였고, 급성 출혈성 병변은 없는 것으로 확인되었다. 어떤 질환을 의심할 수 있을까?

한쪽으로 갑자기 위약감이 발생하였고, CT에서 출혈성 병변은 배제되었으니 뇌경색 가능성이 있을 것 같아요!

네, 국소적인 신경학적 결손이 갑자기 발생하였다면 항상 뇌졸중을 의심할 필요가 있어요. 뇌졸중이 의심되는 환자는 가장 먼저 CT를 통해 뇌출혈과 뇌경색을 구분하게 되죠.

이 케이스 환자의 증상은 뇌경색에서 흔히 볼 수 있는 증상인데, 증상이 발생한 지 1시간 만에 병원에 왔기 때문에 초기 CT에서는 병변이 보이지 않을 수 있어요.

그런데 선생님, 뇌출혈과 뇌경색을 통틀어 뇌졸중이라고 하는 건가요?

맞아요. 뇌졸중은 출혈성 뇌졸중(Hemorrhagic stroke)과 허혈성 뇌졸중(Ischemic stroke)으로 나눌 수 있어요.

출혈성 뇌졸중은 뇌출혈(Cerebral hemorrhage)을, 허혈성 뇌졸중은 뇌경색(Cerebral infarction)을 의미하는데 경미한 신경학적 결손이 생겼다가 24시간 안에 증상이 사라지는 일과성허혈발작(Transient Ischemic Attack, TIA)도 넓은 의미의 허혈성 뇌졸중에 포함돼요.

그렇군요. 이제 정확한 뜻을 알았어요. 그러면 뇌경색은 왜 생기는 건가요?
환자는 고혈압 과거력이 있다고 했는데, 혹시 고혈압과도 관련이 있나요?

뇌경색은 뇌혈관이 어떤 원인에 의해 갑자기 막혀 뇌에 혈액이 공급되지 못함으로써 발생해요. 혈액 공급이 차단된 부위의 뇌조직이 손상되면서 증상이 나타나고, 결국에는 뇌조직이 괴사되는 단계를 거쳐요.

대부분 동맥경화로 인해 뇌혈관이 좁아지면서 혈전이 생성되어 뇌혈관을 막는 경우가 많은데, 고혈압, 당뇨병, 고지혈증, 흡연 등은 이런 위험을 높이는 요인이죠.

혈전에 의해 큰 뇌혈관이 막히면 큰동맥죽경화증(Large artery atherosclerosis), 큰 뇌혈관에서 기저핵(Basal Ganglia, BG), 속섬유막(Internal Capsule, IC), 대뇌부챗살(Coronal Radiata, CR), 시상, 교뇌와 같은 뇌의 심부로 혈류를 공급하는 작은 혈관이 막히면 소혈관질환(Small vessel disease) 혹은 열공뇌졸중(Lacuna stroke)이라고 해요.

또한 심방세동이나 심장판막증 등 심장질환에 의해 심장에서 형성된 색전이 날아와 뇌혈관을 막는 경우도 있는데, 이를 심장성색전증(Cardiogenic embolism)이라고 해요.

✔ **TIP** **혈전과 색전**

- 혈전(Thrombus): 혈관 내에서 피가 굳어져 생긴 덩어리
- 색전(Embolus): 혈전 중의 일부가 떨어져 나오거나 지방이나 공기 덩어리가 혈류에 의해 떠다니는 것

뇌는 부위별로 다양한 기능을 담당하니까 뇌경색으로 인해 나타날 수 있는 증상도 다양할 것 같아요.

그럼요. 뇌경색의 증상은 뇌경색이 발생한 위치와 크기에 따라 다양하게 나타날 수 있어요.

뇌경색 발생 부위에 따른 증상을 알고 있으면 어떤 환자에게서 어떤 증상이 나타날 수 있는지 대략적으로 예측할 수 있기 때문에 환자의 증상 변화를 더욱 세심히 관찰할 수 있죠.

그러면 큰 혈관이 막혔을 때 뇌경색이 발생하는 부위별로 어떤 증상이 나타날 수 있는지 알아보도록 할게요.

- **전대뇌동맥(Anterior Cerebral Artery, ACA)**

전대뇌동맥은 전두엽과 두정엽의 내측에 혈액을 공급하는데, 여기서는 주로 하지의 운동을 담당하므로 운동마비가 상지보다 하지에서 더 두드러지게 나타나요. 또한 전두엽 손상과 관련하여 요실금, 무감동(Apathy), 의지상실(Abulia), 무운동무언증(Akinetic mutism) 등이 나타날 수 있어요.

의지상실이 있는 경우에는 반응이 매우 느리고 지시를 여러 번 반복해야 수행하기 때문에 환자 사정을 할 때 다양한 자극을 주어 반응을 살피는 것이 필요해요. 무운동무언증은 의지상실이 심한 상태로 강한 자극에도 반응이 없거나 경미하여 혼수상태로 오해할 수 있지만 각성은 유지되어 있고 안구운동이 가능하다는 차이가 있어요.

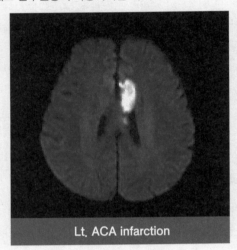

Lt. ACA infarction

➕ **한 걸음 더** **ACA infarction 증상**

ACA로 뇌경색이 온 경우에 흔히 혈관성치매 증상이 나타나는데, 인지기능 저하 증상에 있어서 알츠하이머 치매의 기억력 저하에 비해 언어기능이나 판단력, 계산력 등 다른 인지기능의 저하가 두드러지게 나타나는 편이에요. '환자에게 치매가 온 것 같다!'라고 생각하기보다는 ACA infarction이 있어서 충분히 그럴 가능성이 높다고 이해하면 더 좋을 것 같아요.

• **중대뇌동맥(Middle Cerebral Artery, MCA)**

MCA infarction은 실제로 임상에서 가장 많이 볼 수 있는 뇌경색이에요.

중대뇌동맥은 전두엽, 두정엽, 측두엽에 혈액을 공급하며 주로 병변 반대쪽 얼굴과 상하지 (상지＞하지)의 운동마비 및 감각저하, 구음장애가 나타나요. 좌측 두정엽 손상 시엔 실어증이, 우측 두정엽 손상 시엔 무시증후군이 발생할 수 있어요.

전체 뇌경색의 50%를 차지할 정도로 가장 흔하기 때문에 전형적인 증상에 대해 잘 알아두는 것이 좋아요.

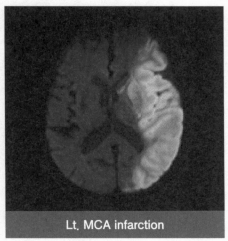

Lt. MCA infarction

➕ 한 걸음 더　MCA infarction 환자 간호 시 유의 사항

1. Rt. MCA infartion: 시각, 촉각, 청각, 공간, 사람에 대한 편측의 Neglect가 없는지를 주의깊게 살펴보세요.
2. Lt. MCA infarction: 다른 증상과 더불어 Aphasia(Motor aphasia, Sensory aphasia)의 증상 관찰에 조금 더 집중해주세요.

- **후대뇌동맥(Posterior Cerebral Artery, PCA)**

  후대뇌동맥이 혈액을 공급하는 부위 중 시각중추인 후두엽의 손상과 관련하여 반맹이 가장 흔하게 발생해요. 또한 시상(Thalamus)은 대부분의 감각에 대한 정보를 수용하는 기관이라서 이 부위에 손상이 오면 감각저하 혹은 전기가 오는 것 같는 느낌(Tingling sense), 저린 느낌(Numbness)과 같은 이상감각을 호소하곤 해요. Neuropathic pain이 심한 경우에는 Gabapentin, Pregabalin 등의 약물이 추가될 수 있어요.

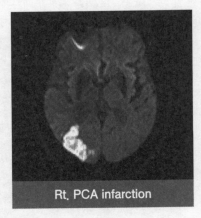

Rt. PCA infarction

- **뇌기저동맥(Basilar Artery, BA)**

  중뇌(Midbrain) 손상 시 병변 쪽 눈돌림신경마비와 병변 반대쪽의 운동마비가 나타나요.

  교뇌(Pontine)에 경색이 생기면 병변 반대쪽의 운동마비와 함께 실조와 구음장애가 동반될 수 있고, 교뇌 양측에 병변이 있으면 감금증후군(Locked-in syndrome)이 발생할 수 있어요. 감금증후군은 혼수상태로 오해할 수 있는데 이 경우 의식은 명료하지만 말을 할 수 없고 사지마비로 인해 몸을 움직일 수 없는 상태로, 수직안구운동과 눈 깜빡임은 가능하기 때문에 환자에게 '예/아니요'로 대답 가능한 선택지를 주고 눈을 깜빡이게 하여 의사소통을 할 수 있어요.

  색전이 뇌기저동맥(후대뇌동맥 접합부)을 막으면서 발생하는 뇌경색인 뇌기저동맥 끝 증후군(Top of basilar syndrome)의 경우에는 양쪽 중뇌, 소뇌, 시상, 후-측두엽까지 동시에 뇌경색이 생기면서 혼수상태로 넘어갈 수 있는 아주 위중한 뇌경색이에요.

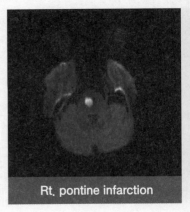

Rt. pontine infarction

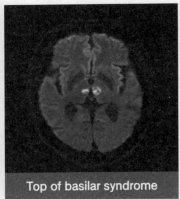

Top of basilar syndrome

• **추골동맥(Vertebral Artery, VA)**

① **연수경색(Medullary infarction)**

외측연수경색(Lateral medullary infarction = Wallenberg syndrome)이 흔하며 병변쪽 얼굴과 병변 반대쪽 상하지에 감각장애가 발생하는 것이 특징이에요. 딸꾹질을 자주 할 수 있고, 심한 연하장애를 유발할 수 있기 때문에 이에 따른 흡인과 호흡곤란에 특히 유의해야 해요. 따라서 급성기에는 증상이 없어도 예방적으로 L-tube를 통한 경관급식을 진행하기도 하며, SpO2 monitoring에 좀 더 신경을 써야 해요.

추가로 연수 부위의 자율신경섬유(교감신경)를 침범하면 호너증후군이 나타나기도 하는데, 침범한 쪽 얼굴 한쪽으로만 땀이 안 나거나, 눈꺼풀이 쳐지고, 동공 축소가 발생하기도 해요.

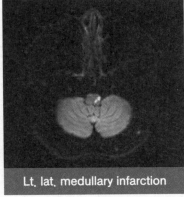

Lt. lat. medullary infarction

② **소뇌경색(Cerebellar infarction)**

소뇌는 상소뇌동맥(SCA), 전하소뇌동맥(AICA), 후하소뇌동맥(PICA)에 의해 혈액을 공급받는데 이러한 혈관의 폐색으로 인해 소뇌경색이 발생할 수 있어요. 소뇌는 몸의 균형을 담당하기 때문에 어지럼증, 보행장애, 실조 등의 증상이 주로 나타나요.

따라서 상하지의 Motor grade가 크게 저하되지 않는 환자가 거동 시 한쪽으로 쏠림 현상이 있거나 휘청거림으로 인해 거동이 어려운 경우를 볼 수 있으며, 아무런 동반 증상 없이 어지럼증만 호소하는 경우도 있어요.

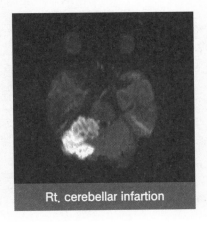

Rt. cerebellar infartion

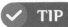 **TIP** **낙상교육을 확실하게!**

Cerebellum에 병변이 있는 환자는 심한 어지럼증을 많이 호소하므로 실제로 낙상을 하는 경우도 많아요. 낙상교육을 확실히 하고 낙상 예방 활동 및 보호자 상주 교육에 신경을 써야 해요.

 정말 다양한 증상이 나타날 수 있네요. 뇌출혈은 수술을 통해 직접 혈종을 제거하기도 하는데, 뇌경색인 경우에는 괴사된 뇌조직을 다시 살릴 수 있는 방법은 없나요?

 환자들도 많이 질문하는 내용인데요, 결론부터 말하자면 이미 괴사된 뇌조직은 다시 이전의 정상 상태로 되돌릴 수 없어요.

그렇다고 해서 뇌경색의 치료 방법이 완전히 없는 것이냐 하면 그건 아니에요. 적응증에 따라 막힌 혈관을 다시 뚫어주는 혈관 재개통 치료를 할 수 있는데, 뇌조직에 손상은 있으나 아직 괴사 단계까지 가지 않은 부위에 빠르게 혈류를 개선하여 기능을 회복시키거나 더 이상의 손상을 막는 것이죠.

 그러면 뇌조직이 완전히 괴사되기 전에 빨리 치료를 시작하는 것이 좋겠네요.

 맞아요. 골든 타임, 정말 많이 들어본 말이죠?

비가역적인 뇌의 손상을 최대한 줄이기 위해서는 시간과의 싸움이 필요해요. 앞서 말한 혈관 재개통 치료는 증상 발생 후 치료를 시행할 수 있는 시간이 제한적일 뿐 아니라 그 시간이 짧을수록 더 좋은 효과와 예후를 기대해 볼 수 있기 때문이에요.

MEMO

Case

급성 뇌경색이 의심되는 환자.

r-tPA(recombinant tissue Plasminogen Activator, 재조합조직플라스미노겐활성제) 사용 적응증에 해당되어 응급실에서 정맥 내 혈전용해술을 시행하였고, Brain MRI(Diffusion), CT-Angio 실시 후 좌측 중대뇌동맥 폐색에 의한 뇌경색임을 확인하였다.

신경외과에 연락 후, 동맥 내 혈전제거술(IA thrombectomy)까지 진행하기로 하였다.

r-tPA가 무엇일까?

r-tPA는 생소한데, 어떤 약물인가요?

r-tPA는 쉽게 말하면 뇌경색의 원인인 혈전을 녹이는 약물이에요. 그래서 r-tPA를 정맥 내로 주입하는 치료를 '정맥 내 혈전용해술'이라고 해요. 초급성기 뇌경색에 한해 응급실에서 시행하는 치료법이죠.

이 환자처럼 뇌경색으로 응급실에 온 환자는 모두 정맥 내 혈전용해술을 시행할 수 있나요?

그렇지는 않아요. r-tPA의 경우에는 최종적으로 정상이었던 시간을 기준으로 4.5시간 이내에 응급실에 도착한, 영상검사에서 뇌출혈이 배제된 환자에 한해 고려할 수 있어요.

그중에서도 최근 3개월 이내에 두부 외상, 뇌졸중, 심근경색이 없어야 하고, 최근 21일 이내에 위장관, 비뇨기계 출혈이 없어야 하며, 최근 14일 이내에 주요 수술 등의 과거력이 없어야 해요. 또한 혈액검사상 INR 1.7 이하, 혈소판 수치는 100,000/mm^3 이상, 혈당 수치는 50mg/dL 이상이어야 투여가 가능해요.

신경학적 장애가 경미하거나 자발적으로 호전된 경우나 경련 후 발생한 신경학적 장애인 경우에도 사용이 제한되며, 이외에도 신경과 의사에 의해 치료 효과와 출혈 위험성 사이의 득실을 따져 사용 여부가 결정돼요.

꽤 까다롭네요. r-tPA는 어떻게 투여하나요?

환자의 몸무게 1kg당 0.9mg 용량(최대 90mg)으로 전체 용량의 10%는 1분 동안 IV bolus(일시 주입)로, 나머지는 60분 동안 Infusion pump를 통해 주입해요.

r-tPA는 혈전을 녹이는 약이니까 투여 후 출혈 위험성도 있겠네요.

 네, 맞아요. 그래서 r-tPA 투여 시 적응증에 유의해야 하며, 투여 후에는 중환자실이나 뇌졸중 집중치료실로 입원하여 지속적인 신경학적 사정과 출혈 여부에 대한 모니터링이 이루어져요.

! 잠깐   r-tPA 투여 시 주의 사항

r-tPA 투여 후, 24시간 이내에는 출혈 가능성이 있는 IM이나 ABGA 혹은 L-tube, Foley catheter, A-line 등의 삽입은 가급적 피해야 하며, 항혈소판제나 항응고제의 복용도 r-tPA 투여 24시간 이후에 시작하게 됩니다.

혹시 24시간 이전에 처방이 있다면 그대로 시행하는 것이 아니라 주치의에게 다시 한번 확인하는 것이 필요해요.

 선생님! 그러면 혹시 r-tPA 투여 후에 갑자기 뇌출혈이 생길 수도 있나요?

 그럼요. 그래서 의식 변화나 갑작스러운 혈압 상승, 심한 두통, 오심, 구토 등의 증상이 생기지 않는지 관찰해야 해요. r-tPA 투여 도중 이와 같은 증상이 있으면 의사에게 노티해야 하며, 이런 경우 투여를 중단하고 Brain CT를 추가로 시행할 수 있어요.

 그렇군요. 뇌경색으로 입원했는데 뇌출혈까지 생기면 치료가 복잡해지겠어요.

이 환자는 동맥 내 혈전제거술까지 예정되어 있다고 했는데, 동맥 내 혈전제거술은 무엇이고 어떠한 경우에 시행하게 되나요?

 이전에 뇌혈관조영술에 대해 공부할 때, 동맥 내 혈전제거술을 잠깐 짚고 넘어갔었는데 혹시 기억하고 있나요?

 아, 네! 혈관조영술로 막힌 혈관을 확인한 후, 카테터를 사용하여 혈전을 직접 밖으로 꺼내는 시술이라고 하셨어요.

 맞아요. 동맥 내 혈전제거술도 뇌경색의 원인인 혈전을 직접 제거하는 혈관 재개통 치료예요.

국내 뇌졸중진료지침에서는 큰 동맥의 폐색으로 인한 뇌경색 환자에게 폐색 혈관의 위치에 따라 Onset 6시간 이내 동맥 내 혈전제거술을 시행하거나 고려하도록 권고하고 있어요. 추가로 임상적 판단에 따라 예후 호전이 기대되는 일부 환자에 한해서는 Onset 24시간까지도 동맥 내 혈전제거술을 고려할 수 있다고 해요.

Onset 4.5시간 이내로 제한된 r-tPA에 비해 더 많은 환자가 시술을 받을 수 있겠네요.

그런데 만약 환자가 자고 일어나 보니 뇌경색 증상이 발생한 경우엔 Onset time을 정확하게 모르는데 어떻게 하나요?

 그렇게 증상이 발견되어 병원에 오는 환자가 꽤 많아요.

그런 경우에는 마지막으로 정상 상태임을 확인한 시각(Last Normal Time, LNT)과 처음으로 신경학적 이상 증상을 확인한 시각(First Abnormal Time, FAT)을 조사해요. 예를 들어 환자가 '어제 저녁 11시에 자러 들어갈 때까지만 해도 멀쩡했는데, 오늘 아침 6시에 일어나보니 말이 어눌하고 팔다리가 안 움직였다'고 하면 정확한 Onset time은 알 수 없지만 LNT는 어제 저녁 11시, FAT는 오늘 아침 6시가 되겠죠. 그러면 뇌경색 치료에 대한 결정은 LNT를 기준으로 이루어져요.

 뇌경색은 정말 시간과의 싸움이네요.

그러면 증상이 발생하고 나서 한참 뒤에 병원에 오거나 시간 내에 왔더라도 적응증에 해당하지 않는 환자는 어떻게 되나요? 다른 치료 방법이 있나요?

 사실 r-tPA 투여나 IA thrombectomy가 가능한 환자는 전체 뇌경색 환자 중 극히 일부이고, 나머지 적응증에 해당하지 않는 환자는 항혈소판제 투여를 통한 항혈전요법을 사용해요. 국내 뇌졸중진료지침에서는 Onset 24~48시간 이내 Aspirin을 경구 투여(초기 용량 160~300mg) 하도록 권고하고 있는데, 항응고제를 사용하는 경우 외에는 초기 급성 뇌경색 환자에게 Dual antiplatelet(Aspirin + Clopidogrel)과 High dose statin(고용량 스타틴)을 단기간 사용하는 경우가 많고, 특히 큰 뇌혈관의 협착이 있으면 조금 더 길게 사용하기도 해요.

 항응고제는 어떤 경우에 사용하나요?

 급성 뇌경색의 조기 치료 약물로는 항응고제를 사용하지 않지만, 이차 예방 목적으로 뇌경색의 원인에 따라 항혈소판제 혹은 항응고제를 선택하여 사용하게 돼요.

 이차 예방이라 함은 뇌경색이 다시 발생하지 않도록 예방한다는 뜻인가요?

 네, 맞아요. 뇌경색은 재발이 잦은 질환으로 이차 예방을 위해서는 항혈소판제나 항응고제의 꾸준한 복용과 고혈압, 당뇨병, 고지혈증, 심장질환, 흡연 등 위험인자에 대한 조절이 필요해요.

뇌경색의 원인에 따라 약제를 선택한다고 하셨는데, 항혈소판제 혹은 항응고제를 선택하는 기준이 있을까요?

 심방세동이나 심장판막증 등 심장질환에 의한 색전성 뇌경색의 경우에는 항응고제를 사용하고, 이외의 혈전성 뇌경색인 경우에는 항혈소판제를 사용해요.

항혈소판제는 일차적으로 Aspirin을 투여하지만 환자 상태에 따라 Clopidogrel, Triflusal, Cilostazol 등 다른 기전의 항혈소판제를 대체 혹은 병용 투여하기도 하죠.

 아! 항응고제는 심장성색전증에 의해 뇌경색이 생긴 경우에 투여하는 것이군요.

 네. 심장질환에 의한 색전성 뇌경색에서는 이차 예방을 위해 항응고제 투여가 권장돼요. 항응고제 중 Warfarin을 복용하는 경우에는 보통 INR 2.0~3.0을 Target으로 정기적인 혈액검사 후 적절한 용량으로 조절이 필요하며, 비타민K가 함유된 녹색 채소류나 콩류를 다량 섭취하면 약물 효과가 떨어질 수 있으므로 이러한 음식의 섭취를 제한해야 해요.

! 잠깐 **Warfarin 복용 환자는 비타민K 제한 식이!**

Warfarin을 복용하는 환자는 음식에 따른 약물의 상호작용에 대한 이해가 필요하므로 약제팀 컨설트를 통해 전문적인 복약지도가 이루어지기도 해요.

또한 간호사는 식이 신청 시에 주의가 필요한데, 병원마다 다르지만 치료식이 중 심혈관계질환식 등의 하위 항목으로 비타민K 제한식이 있을 거예요. 환자에게 Warfarin 처방이 있다면 식이를 비타민K 제한식으로 변경해 주면 좋겠죠?

 혈액검사를 자주 해야 해서 환자가 불편할 것 같아요.

 그래서 최근에는 비판막성 심방세동(Non-valvular atrial fibrillation)에서 효과와 안전성이 입증된 비타민K 비의존성 경구 항응고제(Non-vitaminK antagonist Oral Anti-Coagulant, NOAC)가 널리 사용되고 있는데, Warfarin에 비해 다른 약물이나 음식과 상호작용이 적고 INR 모니터링이 필요하지 않아 이에 따른 불편함이 많이 줄게 되었죠.

국내에서 처방 가능한 NOAC은 Dabigatran, Rivaroxaban, Apixaban, Edoxaban이 있는데 환자의 특성과 동반 질환에 따라 적절한 약제를 선택하게 돼요.

➕ 한 걸음 더　심방세동(Atrial fibrillation, A-fib)

심방세동은 심방이 규칙적으로 수축하지 못하고 가늘고 빠르게 떨리는 것으로, 혈액이 심방 안에 고이면서 혈전이 생성되며, 이 혈전이 뇌혈관으로 흘러가서 색전성 뇌경색을 유발하게 돼요. 심방세동 환자는 정상인에 비해 뇌경색 발생 위험도가 5배 높다고 알려져 있는데, 특별한 증상이 없어서 모르고 지내다 병원 입원후 새로 진단 받는 환자도 볼 수 있어요.

심방세동이 일시적으로 나타났다가 사라지는 발작성인 경우에는 EKG만으로 진단이 어렵기 때문에 24시간 동안 연속적으로 심전도를 관찰하는 Holter 검사를 통해 심방세동을 포착하기도 하며, 심초음파 검사를 통해 심장의 구조적 이상을 살펴봄으로써 심방세동이 판막성인지 비판막성인지 구분할 수 있어요.

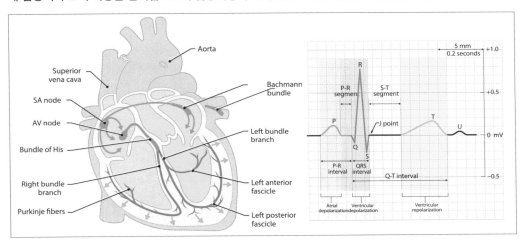

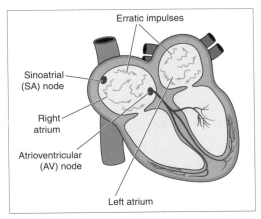

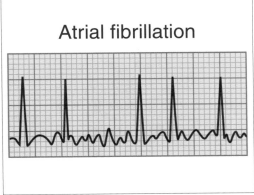

① 기저선이 울퉁불퉁하고 P파가 명확하게 보이지 않음.

② QRS군이 불규칙하게 나타남.

③ 맥박은 보통 80~160회/분

   - 조절 없이 안정적인 맥박을 유지하기도 함.

   - RVR(Rapid Ventricular Rresponse, 급속심실반응)이 동반되면 200회/분 이상으로 매우 빠르게 나타나기도 함.

! 잠깐 바이브레이터 사용도 조심

뇌경색 환자는 흔히 Aspiration pneumonia를 동반하게 되어요. 폐렴이 동반되면 Suction을 많이 시행하고, 시행 전 바이브레이터를 환자의 가슴에 적용하는 경우가 많아요. 케이스에 따라 뇌경색의 원인이 심방세동으로 추정되면 바이브레이터의 적용은 색전성 뇌경색을 더 유발하게 하는 행위일 수 있어요. Thrombos가 뇌로도 갈 수 있지만 혈류를 따라 팔다리로도 갈 수 있다는 것을 유의해야 해요.

 그러니까 심장질환 중에서도 비판막성 심방세동에 의한 뇌경색에 한해 NOAC을 처방할 수 있는 거군요. 뇌경색으로 입원한 경우에는 거의 대부분 심장 검사를 하던데, 이런 이유가 있는지 몰랐어요! 이젠 환자에게 잘 설명해 드릴 수 있을 것 같아요.

 네, 검사 결과에 따라 약제 선택이 달라질 수 있으니 뇌경색 환자에게서 심장 검사는 매우 중요해요.

 선생님! 그러면 이전에 항혈소판제나 항응고제를 복용하고 있던 환자가 뇌경색이 생긴 경우에는 어떻게 하나요?

 기존에 복용하던 약물이 환자에게 효과가 없는 것으로 판단되면 다른 종류의 약물로 변경을 고려할 수 있는데, 항혈소판제의 경우에는 혈소판 약물반응검사를 통해 약물 저항성을 판단하기도 해요.

+ 한 걸음 더 혈소판 약물반응검사

검사	단위	해석
Aspirin	ARU(Aspirin Reaction Unit)	500 이상: 약물 저항성 500 미만: 정상 약물반응
P2Y12(Clopidogrel)	1. PRU(P2Y12 reaction unit) 2. BASE 　: 약물 복용 전 Baseline PRU 추정치 3. % inhibition 　: 약물에 의한 혈소판 응집 억제율	% inhibition 기준 - 20% 미만: 약물 저항성 - 40~60%: 정상 약물반응

· **검사 시 주의 사항**
　① 항응고제가 첨가된 전용 튜브(CTAD tube)에 정해진 눈금선까지 정량 채혈
　② 채혈 즉시 채혈 시간을 기입하여 진단검사의학과에 접수

Case

동맥 내 혈전제거술 실시 후에 뇌졸중 집중치료실에 입원한 환자.

우측 상하지 Motor grade 4까지 호전되었으나 다른 증상에는 큰 변화가 없었다. 응급실 내원 당시 180/100mmHg이었던 혈압이 계속 유지되고 있었고, 심전도 모니터상 NSR(Normal Sinus Rhythm, 정상동리듬)이 관찰되었다. 어떻게 간호해야 할까?

환자가 뇌졸중 집중치료실에 입원했어요. 무엇에 주의해서 간호해야 할까요?

뇌경색 급성기에는 증상이 급격하게 나빠질 수 있어요. 그래서 일정 시간마다 신경학적 사정을 통해 증상에 변화가 있는지 주의 깊게 관찰해야 해요. 주로 사용하는 도구로 NIHSS(National Institute of Health Stroke Scale, 미국립보건원뇌졸중척도)가 있는데 혹시 들어본 적 있나요?

처음 들어보는 것 같은데, 처방을 보니 NIHSS를 체크해 달라고 되어 있네요.
NIHSS는 무엇이고 어떻게 측정하는 건가요?

NIHSS는 뇌졸중 환자를 평가하는 객관적인 척도인데, 총 11항목으로 구성되어 있고 각각 점수를 매겨 신경학적 결손의 정도를 측정할 수 있어요. 총점이 높을수록 신경학적 결손이 크다는 것을 의미하고, 점수를 비교하여 증상의 호전이나 악화 여부를 객관적으로 판단하거나 예후를 예측할 수 있어요.

이전에 신경학적 사정에 대해 전반적으로 공부했으니까 각 항목에 맞게 대입해 보면 NIHSS를 측정하는 것이 크게 어렵지는 않을 거예요. 하지만 빠른 시간 안에 전반적인 평가가 이루어져야 해서 충분한 연습을 통해 익숙해지는 것이 필요해요.

항목	점수
1a. 의식수준	0 = 명료 1 = 약한 자극에 깨어나 지시에 따르거나 대답 또는 반응을 함 2 = 여러 번 자극을 주어야 주의집중이 유지되거나 강한 또는 아픈 자극을 주어야 움직임 3 = 반사적인 운동이나 자율신경에 의한 반응 또는 완전 무반응, 이완 또는 무반사 반응
1b. 의식수준에 관한 질문 : 현재 월, 나이 (첫 번째 대답으로만 평가)	0 = 두 가지 질문에 정확히 대답함 1 = 한 가지 질문에만 정확히 대답함 기관 내 삽관, 구강기도의 외상, 심한 구음장애, 언어장벽 등 실어증 외의 문제로 말을 할 수 없는 경우 2 = 두 가지 질문에 모두 대답하지 못함 실어증이나 혼미 상태로 질문을 이해하지 못하는 경우
1c. 의식수준에 관한 지시 : 눈 감았다 뜨기, 주먹 쥐었다 펴기 (첫 번째 시도만으로 평가)	0 = 두 가지 지시를 정확히 시행함 1 = 한 가지 지시만 정확히 시행함 2 = 두 가지 지시 모두를 수행하지 못함
2. 최적의 주시: 수평적 안구운동	0 = 정상 1 = 부분적 주시마비 2 = 강제적인 편향 또는 완전 주시마비
3. 시야	0 = 정상 1 = 부분 반맹 2 = 완전 반맹 3 = 양측 반맹 또는 양안 실명
4. 안면마비	0 = 정상 1 = 경미한 마비 2 = 부분 마비(얼굴 하부) 3 = 일측 또는 양측의 완전 마비(얼굴 상부 및 하부)
5. 상지 근력: 10초간 들어올리기 5a. 좌측 상지 5b. 우측 상지	0 = 하락 없음 1 = 하락 있음 2 = 중력에 대항하는 약간의 노력이 있음 3 = 중력에 대항하는 노력 없음 4 = 움직임 없음 UN = 절단 또는 관절 유합

항목	점수
6. 하지 근력: 　5초간 들어올리기 6a. 좌측 하지 6b. 우측 하지	0 = 하락 없음 1 = 하락 있음 2 = 중력에 대항하는 약간의 노력이 있음 3 = 중력에 대항하는 노력 없음 4 = 움직임 없음 UN = 절단 또는 관절 유합
7. 사지 운동실조 　: Finger to nose, 　　Heel to shin test	0 = 없음 1 = 사지 중 하나에서만 나타남 2 = 사지 중 둘 이상에서 나타남 UN = 절단 또는 관절 유합
8. 감각	0 = 정상 1 = 경도 내지 중등도의 감각 소실 2 = 중증 혹은 완전 감각 소실 　　　반응이 없고 사지마비인 경우, 혼수상태
9. 최상 언어능력	0 = 정상 1 = 경도 내지 중등도의 실어증 2 = 중증의 실어증 3 = 벙어리, 완전실어증, 혼수상태
10. 구음장애	0 = 정상 1 = 경도 내지 중등도 2 = 중증 　　벙어리, 구음 불능 UN = 기관 내 삽관 또는 기타 물리적 장애
11. 소멸과 무관심	0 = 정상 1 = 시각, 촉각, 청각, 공간, 사람에 대한 무관심 상태나 　　양측 동시 자극에 대한 소멸현상이 하나의 감각기능 　　에서 확인됨 2 = 중증의 편측 무관심 또는 2개 이상의 감각기능에 대한 　　소멸현상이 확인됨

출처: 뇌졸중임상연구센터

케이스 환자의 NIHSS를 측정하려고 하는데, 환자가 실어증이 있어서 정확한 평가가 어렵기도 하고 몇몇 항목에서 헷갈리는 부분이 있어요.

 맞아요. 실어증이 있는 경우에는 검사자가 평가 방법을 제대로 알고 있지 않으면 실제로 다른 신경학적 결손이 없음에도 불구하고 NIHSS 점수가 높게 나올 수 있어요. 의료진 간의 객관적인 의사소통을 위해 이러한 척도를 사용하는 것인데, 검사자마다 점수가 달라지면 안 되겠죠? 그러면 함께 살펴보도록 할게요.

우선 환자는 Alert 하지만 실어증으로 말을 하지 못하는 상태인데, 의식수준과 관련된 1번 항목을 살펴보면 1a=0점, 1b=2점인 것을 쉽게 알 수 있어요. 하지만 1c 항목에서는 실어증의 형태에 따라 점수가 달라지겠죠? 운동실어증이면 말을 하지 못하지만 이해는 할 수 있기 때문에 지시에 따를 수 있을 것이고, 완전실어증이라면 아무런 반응도 없을 거예요.

만약 감각실어증이면 말을 이해하지 못하는 대신 검사자가 몸짓으로 지시 내용을 보여주면 따라할 수 있기 때문에 언어적 의사소통이 불가한 경우에는 손을 들어올리거나 주먹을 쥐었다 폈다 하는 모습을 보여주며 따라 하도록 유도하고 그 결과를 점수로 줄 수 있어요.

NIHSS 의식수준 점수	Alertness
0	Alert
1	Drowsy
2	Stupor
3	Semicoma, Coma

 제가 여러 번 시범을 보여주면서 지시를 따라 하도록 해도 아무런 반응이 없었어요.
지시를 이해하지 못하고, 말도 하지 못하는 걸로 보아 완전실어증이 있는 것 같아요.

 훌륭해요! 환자는 완전실어증이 있는 것으로 판단되므로 최상 언어능력에 3점, 구음장애에 2점을 줄 수 있겠네요.

이렇게 의식수준을 평가하는 과정에서 자연스럽게 언어 관련 항목에 대한 평가도 할 수 있고, 애매한 경우에는 추가로 문장 따라 하기나 가위나 볼펜을 보여주며 물체 이름 알아맞히기 등을 통해 정보를 얻을 수 있어요.

급성기에는 매 시간마다 NIHSS를 측정하는 경우도 있어서 순서대로 평가하기보다는 이렇게 비슷한 항목끼리 묶어서 평가하면 환자와 검사자의 부담감을 모두 덜 수 있겠죠.

아, 꼭 순서대로만 평가하지 않아도 되는 거군요! 그 밖에 협조가 필요한 나머지 항목에 대한 평가에 제한이 있으면 어떻게 해야 하나요?

우선 시각 관련 항목에 대해 살펴보도록 할게요.

환자는 좌측 허공만을 바라보고 있다고 했는데, 이는 좌측으로 강제적인 편향이 있는 것으로 최적의 주시 항목에서 2점을 줄 수 있어요. 환자가 지시에 대한 반응이 없는 경우, 안구두부 반사(검사자가 환자의 머리를 잡고 좌우로 움직였을 때 머리를 돌린 반대 방향으로 눈이 돌아가는 것)를 이용하여 평가할 수도 있고, 환자와 눈을 마주친 상태에서 검사자가 좌우로 이동하여 눈이 움직이는지 관찰하는 방법도 있어요.

시야 항목은 대면법으로 검사하지만, 협조가 불가능한 경우에는 시각위협법을 사용하여 간접적으로 평가할 수 있어요. 시야 바깥 부분에서 안쪽을 향해 손으로 위협을 가했을 때 정상인 경우에는 눈을 깜빡이지만, 시야에 이상이 있을 때에는 반응이 없거나 저하되어 있어요.

✔ **TIP** **시야 평가를 할 때는 소멸현상도 같이 확인하기**

시야 평가를 할 때 시각 자극에 대한 소멸현상이 있는지 함께 알아보면 좋아요.

대면법을 시행한 후에 두 눈을 뜨게 하고 검사자가 양쪽에서 동시에 손가락 두 개를 보여주며 손가락이 몇 개인지 물었을 때 한쪽 손가락에 대해서만 답한다면 소멸현상이 있는 것이죠.

마찬가지로 감각 항목에 대한 평가 시 양쪽에서 동시에 자극을 주며 어느 쪽에서 감각이 느껴지는지 물어봄으로써 촉각에 대한 소멸현상을 평가할 수 있어요.

상하지 근력에 대한 항목은 Motor grade를 측정하는 방법과 같나요?

네. 근력을 측정하는 방법은 대략적으로 같지만 그에 대한 점수가 달라지는 거예요. 환자는 r-tPA 투여 후에 Motor grade 4까지 좋아진 상태인데 팔다리를 들고 버틸 수는 있지만 하락이 있으므로 NIHSS 점수로는 1점에 해당되겠죠?

실어증 환자에게는 몸짓으로 시범을 보여주고 따라 하도록 하거나 외부 자극에 대한 반응으로 평가할 수 있고, 수동적으로 손이나 발을 들게 한 후 얼마나 버틸 수 있는지 관찰하는 방법을 사용하기도 해요.

+ 한 걸음 더   NIHSS 근력 점수와 Motor grade

근력 평가에서 중요한 것은 중력에 대항할 수 있는지 보는 거예요. 만약 우측 다리를 5초동안 들어올리라는 지시에 발꿈치를 바닥에서 떼지는 못하나 무릎을 세워 버티기는 가능한 상태라면 중력에 어느 정도 대항할 수 있는 것으로 판단하고 Motor grade 3, NIHSS 점수는 2점을 줄 수 있어요.

추가로 중력을 제거한 상태에서 좌우로 움직임이 가능하면(Motor grade 2) NIHSS 점수는 3점을 줄 수 있고, 약간의 근육수축만 남아 있거나(Motor grade 1) 움직임이 전혀 없으면(Motor grade 0) NIHSS 점수는 4점을 줍니다.

NIHSS 근력 점수	Motor grade
0	5, 4+
1	4, 4-
2	3
3	2
4	1, 0

 선생님! 그런데 환자가 팔다리를 드는 것을 보니 똑바로 들지 못하고 약간 흔들거려요. 그러면 사지 운동실조 항목에서 점수를 줄 수 있나요?

 팔다리에 힘이 약하면 들어 올릴 때 약간 흔들거릴 수는 있어요. 하지만 운동실조를 평가할 때에는 근력 저하로 설명되지 않는 명확한 실조 증상이 있는 경우에만 점수를 줄 수 있어요. 그러니까 이를 확인하기 위해서는 Finger to nose, Heel to shin test에서 Dysmetria(측정이상)가 나타나는지 관찰해야 해요. 참고로 팔다리가 아니라 몸을 가누지 못하고 휘청거리는 Truncal ataxia만 있는 경우에는 NIHSS에서는 점수를 주지 않아요. 또한 NIHSS를 측정할 때 협조가 이루어지지 않아도 대부분의 항목에서 간접적인 평가가 가능하지만, 운동실조는 환자가 지시를 이해하지 못하거나 마비가 심하여 지시를 시행하지 못하면 점수를 주지 않아요.

 환자는 감각이 어떻게 느껴지는지 말로 표현할 수 없는 상태인데 감각 항목은 어떻게 평가할 수 있나요?

 통증 자극을 주었을 때 어떤 반응이 있는지 보면 돼요. 예를 들어 마비가 없는 쪽의 팔과 다리를 핀으로 찔렀을 때 얼굴을 찡그리거나 "아" 하고 소리를 내고 통증을 피하는 등의 표현을 할 수 있으면 0점, 통증은 느끼지 않지만 자극을 준 쪽으로 시선을 옮기는 등 접촉한 사실을 인지할 수 있으면 1점, 접촉한 사실조차도 느끼지 못하는 경우에는 2점을 주는 식이에요. 통증 자극 시 얼굴을 찡그리는 반응을 통해 안면마비에 대한 평가도 할 수 있어요.

➕ 한 걸음 더 **뇌혈관질환 – 산정특례 적용 기준[시행 2020. 6. 1.]**

1. I63에 해당하는 상병의 뇌경색증 환자가 증상 발생 24시간 이내에 병원에 도착하여 입원 진료 중 NIHSS가 5점 이상인 경우

2. I60~I62에 해당하는 상병의 중증 뇌출혈 환자가 급성기에 입원하여 진료를 받은 경우 따로 산정특례 등록 절차 없이 입원 기간 최대 30일까지 본인부담률 5%가 적용됩니다.

정말 여러 번 연습해 봐야 할 것 같아요.
NIHSS 외에 급성기 환자에게서 추가로 살펴봐야 할 것이 있나요?

이 환자는 r-tPA 투여와 IA thrombectomy까지 실시한 후에 입원한 상태이기 때문에 출혈에 유의해야 해요. 앞서 말했듯 출혈을 유발할 수 있는 처치는 보류해야 하고, 특히 뇌출혈 증상이 있는지 확인해야 해요.

또한 응급실에서 시행한 EKG상 특별한 이상이 없었더라도 최소 72시간까지는 심전도 모니터링이 필요한데 맥박이 불규칙하지 않은지, 빈맥이나 서맥이 있지 않은지 주의 깊게 관찰해야 하며 만약 모니터상 모르고 있던 A-fib이 지나가는 경우에는 의사에게 노티하여 12 lead EKG를 추가로 시행할 것인지 확인해야 하죠.

음… 심전도 리듬은 괜찮은 것 같은데, 혈압이 너무 높아요. 의사에게 노티해야 하나요?
고혈압 과거력이 있는 환자이니까 이전에 복용하던 혈압약을 복용해야 할까요?

이 환자처럼 고혈압 과거력이 있는 환자 외에도 뇌경색 급성기에는 흔히 스트레스에 의한 생리적 반응이나, 혈류 공급을 일정하게 유지하기 위한 보상기전으로 혈압이 높게 측정될 수 있어요.

그런데 혈압을 급격하게 떨어뜨리면 뇌경색 부위의 관류를 감소시킬 수 있기 때문에 일반적으로 뇌경색 급성기에는 혈압 강하제를 사용하지 않아요. 국내 권고사항에 따르면 220/120mmHg(r-tPA 투여 시 185/110mmHg)까지도 지켜볼 수 있지만 환자의 특성에 따라 그 기준은 달라질 수 있으니 환자가 입원하면 BP target을 얼마로 볼 건지 주치의에게 확인하는 것이 필요해요. 복용하던 혈압약은 급성기 이후에 혈압 추이를 보고 복용 여부를 결정하게 돼요.

뇌경색 환자는 수액을 일정 기간 유지하던데, 혹시 같은 이유 때문인가요?

 네, 수액요법도 뇌 관류를 원활하게 유지하기 위한 치료 중 하나예요. 수액은 일반적으로 Normal saline을 사용하며, 뇌경색 증상이 나빠진 경우에 일정 용량을 추가로 Hydration해 주기도 해요.

또한 뇌경색 환자는 보통 I/O를 Negative가 되지 않게 유지하는데, 탈수를 유발하면 뇌 관류가 감소하고 이로 인해 뇌경색이 악화될 수 있기 때문에 이를 방지하기 위한 조치라고 볼 수 있어요.

 그렇군요. 그런데 이 케이스의 환자는 고혈압 외에는 다른 기저질환이 없는 걸로 알고 있는데, BST가 처방 났어요. 계속 측정해야 하나요? 처방이 잘못 난 걸까요?

 당뇨병은 뇌경색의 주요 위험인자일 뿐 아니라 당뇨병 과거력이 없더라도 뇌경색이라는 스트레스 상황으로 인해 고혈당이 발생할 수 있으며, 이는 뇌경색의 예후에 악영향을 미치기 때문에 적극적으로 조절해야 해요. 저혈당도 그 자체로 뇌에 손상을 주기도 하고요.

그래서 대부분의 뇌경색 환자는 급성기 동안에 BST를 측정하는데, 환자가 불편해할 수 있으니 검사하는 이유에 대해 잘 설명해야 합니다.

 선생님! 처방된 약을 살펴보니 고지혈증 약이 있어요.
혈액검사에서 콜레스테롤 수치는 괜찮았는데, 왜 처방이 난 걸까요?

 콜레스테롤 수치에는 총 콜레스테롤, LDL 콜레스테롤, HDL 콜레스테롤, 중성지방 등의 4가지 항목이 있는데 그중 LDL 콜레스테롤 수치를 치료 기준으로 삼아요.

일반적으로 LDL 콜레스테롤이 130mg/dL 미만일 때 정상 수치로 보지만 동반질환, 성별, 연령에 따라 치료 기준이 달라지기 때문에 진단적으로 이상지질혈증(Dyslipidemia)에 해당하지 않더라도 투약을 시작할 수 있어요.

한국지질·동맥경화학회에서는 허혈성 뇌졸중 환자의 경우, 이차 예방을 위해 LDL 콜레스테롤 수치를 70mg/dL 미만으로 조절하도록 권고하고 있으며, LDL 콜레스테롤 수치를 낮추기 위한 약제로는 주로 Atorvastatin, Rosuvastatin 등의 Statin 제제를 일차적으로 선택하며, 용량은 콜레스테롤 수치 및 지질혈증에 따라 환자마다 달라질 수 있어요.

Case

뇌졸중 집중치료실에서 3일간 관찰 후 일반 병실로 이실한 환자.

이실 전까지는 L-tube를 통하여 경관영양을 유지하던 상태였으나, 경과가 호전됨에 따라 일반 식이로 변경을 계획하고 있다. 어떻게 해야 할까?

음… 그런데 뇌졸중 집중치료실에서는 왜 L-tube를 삽입하고 있는 걸까요?
주증상이 편마비와 실어증이었고, 의식도 명료했었는데요.

뇌경색 환자에게서 흔히 연하곤란이 발생할 수 있는데, 심하면 Aspiration pneumonia(흡인성 폐렴)로 진행할 수 있기 때문에 첫 식이 시작 전에 연하기능에 이상이 있는지 선별검사를 해야 해요. 연하기능 검사에서 이상이 있으면 주치의 판단에 따라 L-tube를 삽입하게 되죠.

환자는 r-tPA를 사용한 상태이기 때문에 24시간이 지난 후 L-tube를 삽입하였지만, 응급실에서 Aspirin 복용이 필요한 경우에는 미리 검사한 후에 L-tube를 삽입하기도 해요.

연하기능에 이상이 있는지는 어떻게 알 수 있나요?

연하기능 검사는 침상에서 간단히 물을 삼키는 것을 관찰하는 연하곤란 선별검사와 X-ray 촬영을 통해 음식이 입에서 식도로 통과하는 과정을 직접 관찰하는 VFSS(Video-Fluoroscopic Swallowing Study, 비디오투시연하검사)가 있어요.

• 연하곤란 선별검사

환자에게 물 1스푼을 삼키도록 하여 물을 삼키지 못하고 입안에 머금고 있거나 삼키는 동안 혹은 삼킨 후에 기침을 하거나 물을 삼킨 후에 젖은 목소리가 나는지 관찰한 다음, 이상이 없으면 두 번째, 세 번째 스푼까지 시도합니다.

이 과정 중 하나라도 이상이 있으면 실패(Fail), 문제 없이 물 삼킴이 가능하면 통과(Pass)로 평가합니다. 간호기록에는 물을 얼마만큼 삼켰을 때 어떤 문제가 있었는지를 자세하게 적으면 좋아요. (ex. 첫 번째, 두 번째는 무리 없이 삼켰으나 세 번째 스푼에서 기침함.)

• VFSS

연하곤란 선별검사에서 이상이 있어 자세한 검사가 필요하거나 기존에 L-tube를 가지고 있는 환자에 대해 치료 계획을 세울 때 시행하는 검사예요.

바륨 조영제를 섞은 음식물을 점도 단계별로 삼키게 하고 X-ray를 연속적으로 촬영함으로써 전체 연하 과정 중 어디에 문제가 있는지 직접 관찰할 수 있는 검사이지만, 환자가 휠체어에 앉을 수 있어야 하고 방사선 노출과 검사 도중 흡인의 위험이 있어요.

L-tube를 가지고 있던 환자라면 일반적으로 검사 전에 제거하고, 검사 결과에 따라 식이를 조절하거나 다시 L-tube를 삽입하게 됩니다.

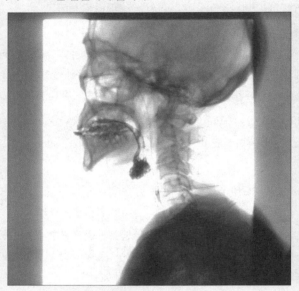

연하기능 검사에서 이상이 있으면 무조건 L-tube를 삽입하나요?

그렇지는 않아요. 검사 결과에 따라 식이 단계가 결정돼요.

연하 과정에서 흡인의 위험이 높으면 L-tube를 삽입하지만, 입으로 어느 정도 음식 섭취가 가능하다고 판단되면 밥과 반찬을 갈거나 다진 후 점도를 조절하여 쉽게 삼킬 수 있도록 도와주는 연하보조식으로 식사를 할 수 있어요. 혹은 액체류만 Thickener(점도증진제)를 섞어 점도를 높인 뒤 섭취하도록 할 수도 있죠.

간호사는 항상 환자 곁에 있는 의료인으로서 식사 시 현재 식이 단계가 환자에게 적절한지 관찰하고, 필요에 따라 주치의와 상의 후 식이를 조절할 수 있어야 합니다. 흡인성 폐렴은 사망까지 이를 수 있는 매우 위험한 합병증이기 때문에 사소한 변화에도 주의를 기울여야 해요.

식이가 생각보다 중요하군요. 그런데 환자가 일반 병실로 이실하고 나서는 거동을 해도 되나요? 아직 Weakness가 있어서 위험할 것 같은데 어떻게 해야 하나요?

 급성기에 중환자실이나 뇌졸중 집중치료실에서는 모니터를 연결하고 있기 때문에 거동에 제한이 있지만, 일반 병실로 이실한 후에는 특별한 금기가 아닌 이상 조기에 거동을 격려하는 것이 좋아요. 물론 낙상의 우려가 있기 때문에 거동 시에는 항상 보호자가 동행해야 하고요.

 그러면 재활치료는 언제부터 시작하나요?

 뇌졸중 환자에게 조기 재활치료는 심부정맥혈전증(Deep Vein Thrombosis, DVT), 관절구축, 욕창 등의 합병증을 예방하고 신체 기능의 회복을 증진하는 것으로 알려져 있어요.

따라서 Onset 48~72시간 이내에 급성기 치료와 병행하여 재활치료를 시작하는 것이 권장되며, 내과적 합병증이나 추가적인 신경학적 이상이 없는 이상 보통 7일 정도가 지나면 안정기로 보고 전문 재활치료를 위해 재활의학과로 전과하거나 재활병원으로의 전원을 계획하게 됩니다.

! **잠깐** **낙상사고 주의하기**

뇌졸중 환자는 갑작스러운 증상 발생으로 인해 변화된 신체상에 대한 인지 없이 스스로 이동하다가 낙상하는 사고가 일어날 수 있어요. 또한 낙상 주의를 잘하던 환자도 재활치료를 하면서 어느 정도 거동 능력이 생기면 환측에 대한 주의의 필요성을 간과해서 낙상 사고가 쉽게 생기게 되죠. 따라서 매번 병실 라운딩 시마다 낙상 예방 간호를 실시하고 환측에 대한 주의를 주어야 해요.

Case

1시간 전 길을 걷다가 갑자기 어지럼증과 두통을 호소하며 주저앉은 환자.

응급실 내원 당시 Mental alert, 의사소통 가능하였지만 Dysarthria가 있었으며 우측 상하지 Motor grade 2 측정되었다. Brain CT상 급성 뇌출혈 소견 있어 집중관찰 및 내과적 치료를 위해 뇌졸중 집중치료실에 입원하였다. 어떤 간호가 필요할까?

이번에는 CT에서 뇌출혈이 확인되었네요! 뇌출혈은 혈관이 막혀 생기는 뇌경색과 달리 혈관이 터져서 발생하는 것으로 알고 있는데, 혈관이 파열되는 원인은 무엇인가요?

뇌출혈의 원인에는 외상성과 자발성이 있어요. 일반적으로 출혈성 뇌졸중이라 함은 자발성 뇌출혈을 의미하며 출혈이 발생한 위치에 따라 크게 뇌내출혈(Intra-Cerebral Hemorrhage, ICH)과 거미막하출혈(Sub-Aarachnoid Hemorrhage, SAH)로 나뉘어요.

자발성 뇌출혈 중 뇌내출혈은 주로 고혈압에 의해 발생하지만 이외 뇌동정맥기형, 뇌종양, 항응고제 등의 약물 복용이나 전신질환으로 인해 출혈 경향이 있을 때에도 발생할 수 있어요.

거미막하출혈은 대부분 뇌동맥류 파열(Cerebral aneurysm rupture)이 원인이 되는데, 대변 볼 때 힘을 주거나 심한 발작성 기침 등의 발살바법 혹은 격렬한 운동이나 성교 시 뇌동맥류 파열이 유발될 수 있어요.

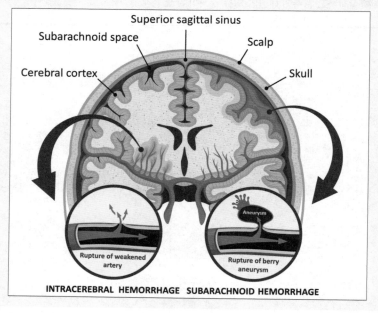

그렇군요. 뇌출혈도 뇌경색처럼 출혈 부위에 따라 증상이 달라지나요?
뇌경색과 구분할 수 있는 특징적인 증상이 있나요?

 뇌내출혈은 뇌경색과 마찬가지로 출혈이 발생한 위치에 따라 편마비, 감각저하, 시야장애, 언어장애 등 다양한 국소 신경학적 결손이 나타날 수 있어요. 이와 함께 의식저하, 두통, 오심, 구토 등 두개내압 상승(Increased Intra-Cranial Pressure, IICP)과 관련한 증상을 동반하는 경우가 많아요.

거미막하출혈은 뇌 바깥 부분에 피가 고이는 것이기 때문에 편마비와 같은 국소 증상보다는 '살면서 한번도 경험해 보지 못했던 극심한 두통'이 갑작스럽게 발생하는 것이 특징인데, 이 역시 두개내압이 급격하게 상승하면서 나타나는 증상이죠.

하지만 이러한 증상만으로 뇌출혈과 뇌경색을 구분할 수는 없기 때문에 뇌졸중이 의심되면 반드시 빠른 시간 안에 Brain CT를 시행해야 해요.

 환자는 길을 걷다가 갑자기 증상이 발생하였고 증상도 뇌경색과 유사해서 CT를 찍기 전에는 뇌출혈인지 알 수가 없을 것 같아요. 그런데 뇌출혈은 CT로만 진단하나요?

 뇌출혈 급성기에 CT에서 고음영으로 나타나기 때문에 대부분 CT로 진단이 가능하지만, 거미막하출혈에서 출혈량이 적으면 이상 소견이 뚜렷하게 나타나지 않을 수 있어요. 따라서 임상적으로 거미막하출혈이 의심되지만 CT상 명확한 이상이 없을 때에는 뇌척수액검사까지 고려할 수 있어요.

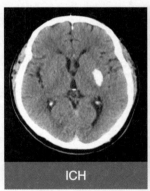 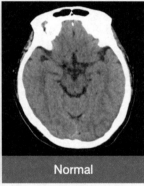 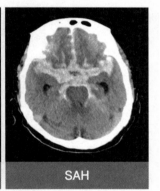

뇌출혈 환자의 CT 사진을 살펴볼게요. 위와 같이 뇌내출혈은 뇌실질내 출혈이 고음영으로 나타나는 것을 관찰할 수 있어요.

거미막하출혈에서는 정상 CT에서 까맣게 보이는 공간이 마치 별 모양처럼 하얗게 차 있는 것을 볼 수 있죠? 까맣게 보이는 공간이 바로 거미막하강인데, 원래 뇌척수액으로 채워져 있던 공간에 출혈이 발생함으로써 음영에 변화가 생기는 거예요.

그렇군요. 뇌출혈인 경우에 두개내압 상승과 관련한 증상이 나타난다고 하셨는데, 뇌출혈과 뇌압은 어떤 연관이 있나요? 뇌출혈이 발생하면 반드시 뇌압이 높아지나요?

 출혈량에 따라 IICP 증상이 나타나지 않을 수도 있지만 대부분은 IICP가 발생할 위험이 매우 높아요.

뇌내출혈로 발생한 혈종은 뇌부종과 함께 Mass effect(덩이효과)를 일으켜 주변 뇌조직을 압박하고 이차적으로 뇌압을 상승시키며, 혈액이 뇌실내로 유입되면 뇌척수액의 흐름이 막혀 수두증이 유발되면서 뇌압이 상승할 수 있어요. 거미막하출혈의 경우에는 거미막하공간에 없던 혈액이 갑작스럽게 차오르면서 뇌압이 높아지는 것이죠.

뇌출혈은 수시간 이내에 급격히 악화되는 경우가 많고, 심하면 뇌탈출을 유발하여 사망에까지 이를 수 있기 때문에 입원 당시 출혈량이 적거나 증상이 경미하여 당장 수술하지 않고 내과적인 치료가 결정된 환자라도 IICP 징후와 신경학적 이상 증상이 새롭게 나타나는지 주의 깊게 관찰해야 해요.

 뇌출혈 환자는 Brain CT를 여러 번 반복해서 촬영하던데 급격히 악화될 가능성이 높기 때문에 그런 것이군요. 뇌압이 높아지는 것은 어떻게 알아차릴 수 있나요?

 흔히 알고 있는 IICP 증상으로 의식저하, 두통, 오심, 구토가 있는데 이 밖에도 시신경유두부종과 눈돌림신경마비로 인하여 시각장애가 자주 나타날 수 있어요. 또한 동공의 크기가 커지면서 Ovoid(타원형) 모양으로 변하고 빛 반사에 Sluggish 하게 반응할 수 있으므로 급성기에는 Pupil도 수시로 관찰해야 해요.

뇌압이 상승하면 뇌관류압이 감소하게 되는데, 이를 보상하기 위한 작용으로 혈압이 상승하고 서맥이 동반되는 Cushing reflex가 나타나기도 하지만 뇌출혈 자체로 빈맥이 유발될 수 있으므로 이러한 징후가 항상 관찰되지는 않아요.

환자를 유심히 관찰하는 것이 가장 중요하겠군요!
그러면 뇌압을 감시하기 위해 침습적으로 뇌압 감시장치를 삽입하기도 하나요?

 그럼요. 뇌실질내 위치시키는 광섬유두개내압모니터 혹은 EVD(Extra-Ventricular Drainage, 뇌실외배액)를 이용하여 뇌압을 측정할 수 있어요. EVD는 뇌압 측정과 함께 배액이 가능하므로 뇌실내출혈(Intra-Ventricular Hemorrhage, IVH)이나 수두증이 동반된 경우에 주로 사용돼요.

이러한 뇌압감시장치를 통해 두개내압이 5분 이상 20mmHg 이상으로 측정될 때 IICP로 판단할 수 있어요.

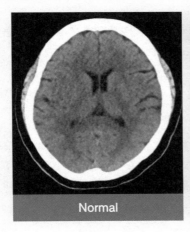
Normal

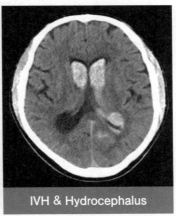
IVH & Hydrocephalus

 그렇다면 IICP에 대한 치료는 어떻게 이루어지나요?

 우선 가장 간단한 방법으로는 침상 머리를 30 가량 높인 상태에서 절대안정을 취하도록 해야해요. 환자가 불안정하거나 통증을 심하게 호소하는 경우, 뇌압이 더 높아질 수 있기 때문에 처방에 따라 진정제나 진통제를 투여할 수 있어요.

더욱 적극적인 뇌압 조절이 필요하면 EVD 카테터를 통한 배액, 삼투압요법, 과호흡요법, 저체온요법 등을 사용하기도 해요.

! **잠깐** **IICP 환자 Suction 시 주의 사항**

IICP 환자를 간호할 때에는 환자에게 최대한 자극을 주지 않는 것이 중요한데, 특히 Suction은 꼭 필요한 경우에만 시행하며 최대 15초를 넘기지 않도록 해야 합니다. 만약 EVD를 가지고 있는 경우라면 Suction 시 한꺼번에 많은 양이 배액될 수 있으므로 Suction 전에 배액관을 Clamping해 놓아야 해요!

➕ 한 걸음 더   뇌출혈 종류에 따른 치료 방법

뇌내출혈에서 출혈량이 급격히 증가하여 뇌압이 상승된 경우에는 수술을 통해 혈종을 직접 제거하게 됩니다. 그래서 급성기에는 언제든 응급수술을 하게 될 수 있으므로 상태가 안정되기 전까지는 금식을 유지해요.

뇌동맥류 파열에 의한 거미막하출혈의 경우에는 재출혈 시 사망률이 70% 이상으로 매우 높고 재출혈을 막기 위해서는 동맥류결찰술이나 코일색전술이 필수적이므로 출혈량이 적더라도 조기에 수술적 치료를 실시해요.

뇌척수액검사 시, CSF 압력이 높게 측정되면 중재를 위해 Mannitol을 사용했던 기억이 나요! 뇌출혈로 인해 뇌압이 높은 경우에도 Mannitol을 사용하나요?

네. 삼투압제제는 뇌와 혈액 사이에 삼투압 차이를 일으켜 뇌에서 혈액으로 수분을 이동시킴으로써 뇌부종을 감소시키고 뇌압을 낮추는 작용을 해요.

대표적인 약물로 Mannitol을 가장 흔하게 사용하죠. Mannitol은 일반적으로 1회 0.5~1.5g/kg의 용량을 Full drop으로 투여하는데, 치료 효과를 지속하기 위해 일정 시간 간격을 두고 반복 투여하며 신부전, 전해질이상 등의 부작용이 나타날 수 있으므로 하루 최대 200g/kg까지 사용하도록 권장되고 있어요.

• **처방 예시**

[지시처방]

〈Mx(Management)〉
- Osmolar gap(OG) 55 미만일 경우 Mannitol 투여 지속
- OG: Measured serum Osm - Calculated serum Osm
- Calculated Osm: Na*2 + Glucose/18 + BUN/2.8
- Mannitol 투여 1시간 전 시행하여 Mannitol 투여 여부 결정

[수액]
- Mannitol inj. 20% 100ml 1BAG IV 6HR

[진단검사의학]
- Glucose
- BUN+Cr
- Electrolyte battery
- Osmolality (serum)

선생님! Mannitol이 처방 났어요.
Mannitol을 투여하기 전에 혈액검사를 실시하도록 되어있는데 왜 그런 거죠?

Mannitol을 반복 투여하면 체내 과도하게 축적되어 급성신부전이 발생할 수 있기 때문이에요. 따라서 이런 환자들은 I/O, 체중 측정, GFR, Electrolyte 수치 등을 확인하는 것이 중요해요.

또한 혈중에 Mannitol이 축적되면 실제 측정된 오스몰(Measured osmolality)과 계산된 오스몰(Calculated osmolarity)의 차이인 오스몰갭(Osmolar gap)이 증가하게 되는데, 오스몰갭이 55 미만이면 신부전이 거의 발생하지 않는다고 알려져 있어요. 따라서 Mannitol 투여 전에 오스몰갭을 확인하여 55 미만이면 투여하도록 하는 것이죠. 혹은 계산된 오스몰 수치가 320mOsm/L 미만인 경우를 기준으로 삼기도 해요.

그러면 환자의 혈액검사 수치를 보고 오스몰갭을 계산해 보도록 할게요.

검사명	결과	단위
Glucose 〈serum〉	162	mg/dL
BUN 〈serum〉	16.8	mg/dL
Na 〈serum〉	145	mmol/L
Osmolality 〈serum〉	305	mOsm/kg

① 실제 측정된 오스몰: 305mOsm/kg
② 계산된 오스몰: 145*2 + 162/18 + 16.8/2.8 = 305mOsm/L
③ 오스몰갭: 305 - 305 = 0

오스몰갭이 0이니까 Mannitol을 투여해도 되겠네요! 그러면 Mannitol을 하루에 4번 주는 거니까 혈액검사도 똑같이 4번을 하는 건가요?

네, 맞아요. 그래서 환자를 여러 번 찌르지 않기 위해 따로 혈액검사용 IV line을 확보해 놓기도 해요.

그렇군요. Mannitol을 사용하다가 중단할 때에는 바로 끊지 않고 서서히 용량을 줄여가던데 왜 그런 건가요?

Mannitol을 장기간 사용하다가 중단하면 혈청 오스몰 수치가 갑자기 감소하면서 뇌부종이 다시 생길 수 있기 때문이에요. 이러한 반동효과를 예방하기 위해 용량을 서서히 줄여가는 Tapering을 통해 Mannitol을 중단하게 돼요. 예를 들어 위 처방과 같이 6시간 간격으로 투여하던 경우라면 8시간, 12시간, 24시간으로 투여 간격을 점차 늘려가는 것이죠.

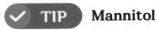 **TIP** **Mannitol**

Mannitol 사용 전, 수액 Bag 안에 하얀 결정이 형성되어 있지 않은지 반드시 관찰해야 해요.

Mannitol은 과포화상태의 용액으로 온도의 변화에 따라 침전이 잘 생길 수 있기 때문인데, 이런 경우 뜨거운 물에 어느 정도 담가 놓으면 결정이 녹아 없어지므로 다 녹인 후에 체온정도로 식혀서 사용하면 돼요.

 삼투압요법에 대해선 이제 잘 알겠어요!
그러면 과호흡요법이나 저체온요법은 어떠한 경우에 이루어지나요?

 삼투압요법으로도 뇌압 조절이 되지 않으면 과호흡요법, 저체온요법 등의 치료를 추가로 실시할 수 있어요.

과호흡요법은 인공호흡기 혹은 Ambu bagging을 통해 과호흡을 유도하여 혈중 이산화탄소 분압(PCO_2)을 낮추는 방법인데, 이는 뇌혈관 수축을 일으켜 뇌압을 낮추는 작용을 해요.

저체온요법은 Ice bag이나 냉각패드를 사용하거나 차가운 수액을 정맥내로 주입함으로써 체온을 33~35℃로 낮게 유지하는 방법으로, 뇌의 대사작용과 뇌혈류량을 감소시켜 뇌압을 낮추는 것으로 알려져 있어요.

두 방법 모두 뇌압 조절에는 효과적이라고 하지만 뇌혈류량 감소로 뇌허혈이 발생할 위험이 있기 때문에 주치의 판단에 따라 적절한 방법을 선택해요.

MEMO

Case

Mental stupor 상태로 응급실에 내원한 환자.

Brain CT상에서 뇌내출혈과 함께 뇌실내출혈이 동반되어 있어 EVD insert 후 뇌졸중 집중 치료실에 입원하였다. 어떤 간호가 필요할까?

선생님! 환자가 EVD를 삽입하고 입원했어요. 그런데 어떤 경우에 이상이 있는 것이고 무엇을 노티해야 하는지 아직 잘 모르겠어요. 어떤 점을 유의해서 관찰해야 하나요?

환자를 간호하기 전에 먼저 처방을 확인하는 것이 가장 중요해요. EVD 높이를 어떻게 조절할 것인지, 배액량은 Duty당 얼마를 Target으로 볼 것인지 확인해야 하며 처방에 나와 있지 않으면 반드시 주치의에게 확인한 후에 그 내용을 간호기록에 남겨 놓아야 해요.

Target이 정해지면 내가 근무하는 동안에 그만큼의 배액이 잘되고 있는지 수시로 확인하고, 배액량과 배액 양상을 관찰하여 기록해야 해요.

음… 처방을 보니 'Tragus 상방 10cm 유지'라고 되어있는데, 무슨 뜻인가요?

EVD를 처방된 높이로 유지하라는 뜻인데요, EVD 장치를 보면 배액물이 모이는 챔버 옆에 눈금이 그어진 압력계가 보일 거예요. 여기서 '0' 표시점이 환자의 Tragus와 일직선이 되도록 맞추어야 해요. 이것을 기준으로 처방에 따라 높이를 조절하면 되는데, 챔버에 달려 있는 밸브를 열어 원하는 높이에 위치시킨 후 고정해 주면 돼요.

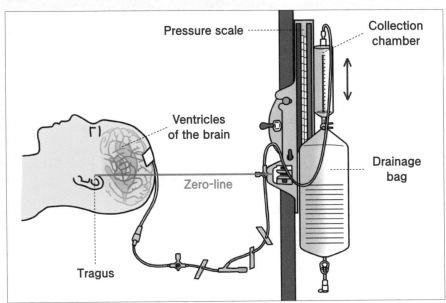

선생님! 그런데 압력계에 mmHg, cmH2O,이렇게 두 가지 단위로 눈금이 그어져 있어요. 어떤 것을 기준으로 조절하면 될까요?

 EVD 높이는 cmH2O를 기준으로 조절하는데, 'Tragus 상방 10cm'라고 하였으니 챔버의 높이 가 압력계상 '10cmH2O'에 위치하도록 하면 돼요.

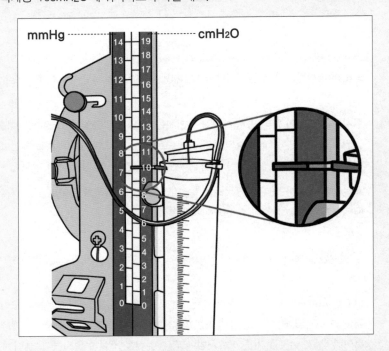

이 그림을 보면 10cmH2O에 챔버가 고정되어 있는 것을 확인할 수 있죠? 이것은 뇌압이 10cmH2O= 7.35mmHg 이상일 때 배액이 된다는 뜻으로, 뇌압이 기준치에 도달하였을 때에 는 배액이 이루어지지 않아요.

EVD 고정 높이는 환자의 뇌압과 배액량에 따라 조절되므로 반드시 처방에 따라야 하며, 처방 없이 임의로 위치를 변경해서는 안 돼요.

 EVD 고정 높이가 중요한 이유는 무엇인가요?

 EVD 고정 높이에 따라 배액량이 달라지기 때문이에요. EVD 높이가 초기 설정해 둔 것보다 높으면 배액량이 적어지고, 반대로 높이가 낮으면 배액량이 많아질 수 있어요.

특히 갑자기 많은 양이 배액되는 경우에 뇌탈출을 유발할 수 있어 주의해야 해요. 예를 들어 누워 있던 환자가 갑자기 앉으면 EVD 높이가 Tragus 아래로 내려가게 되므로 EVD를 가지고 있는 동안에는 움직임을 제한해야 하며 혹시 환자를 이송하거나 Position change를 하게 되 면 배액관을 Clamping해야 해요.

! 잠깐 **Clamping했으면 푸는 것도 잊지 않기**

어떤 처치를 위해 배액관을 Clamping해 놓은 경우, 처치가 끝나면 반드시 Clamping을 다시 풀어주어야 해요! 간혹 Clamping 푸는 것을 잊어버려 계속 배액되지 않는 상태로 방치하는 경우가 있는데, 지속적으로 배액되지 않으면 급격한 IICP로 인해 응급상황이 발생할 수 있으므로 항상 주의해야 해요.

 선생님! 그런데 처음에는 붉은색으로 배액되다가 점점 색이 옅어지는 경우, 배액 양상이 바뀌었으니 이상이 있는 건가요?

 뇌실은 원래 뇌척수액이 차 있는 공간인데, 뇌실내출혈이 있으면 혈액과 뇌척수액이 함께 섞여 배액되겠죠? 출혈량이 많을 때에는 육안상 Bloody 하게 배액되다가 출혈량이 줄어들면서 점차 색이 옅어지고 분홍색을 띠게 돼요.

배액 목적에 맞게 출혈량이 줄었으니 이상이 있는 것은 아니지만, 배액 수준을 이전과 같이 유지할지 아니면 변경하거나 중단할지 주치의와 상의가 필요하죠. 하지만 뇌실내출혈이 동반되어 있지 않은 수두증에서는 무색 투명한 뇌척수액만 배액되어야 하는데, 색이 탁해지거나 혈액이 섞여 나오는 경우에는 이상이 있는 것으로 즉시 노티해야 해요.

MEMO

Case

뇌실내출혈로 EVD를 가지고 있는 환자.

Duty당 Target 30cc로 배액 중인데, 배액관에 걸쳐져 있는 것 외에는 배액량이 없는 상태이다. 어떻게 해야 할까?

 배액량이 없는 것으로 보아 배액관이 막힌 것은 아닐까요? 의사에게 노티해야 할 것 같아요!

 배액량이 없거나 확연히 줄어든 경우는 배액관 폐색을 의심해 볼 수 있는데, 그렇다고 해서 바로 의사에게 노티하는 것이 아니라 진짜로 폐색된 것인지 확인해 보는 것이 필요해요. 제일 먼저 배액관이 꼬이거나 눌리지 않았는지, Clamping이 되어 있는 것은 아닌지 확인하고 Oscillation(진동)의 유무를 관찰해야 해요. Oscillation을 관찰할 때에는 환자의 호흡에 따라 배액관에 걸쳐져 있는 배액물의 진동 혹은 움직임이 있는지 보면 돼요.

 아무리 봐도 Oscillation이 관찰되지 않는 것 같아요. 어떻게 해야 하나요?

 Oscillation이 관찰되지 않는 경우에는 Squeezing해 보는 것이 좋아요. Squeezing하는 방법은 먼저 양손으로 나란히 관을 잡은 상태에서 오른손으로 관을 납작하게 누르며 10cm 정도 오른쪽으로 이동해요. 이때 왼손은 움직이지 않고 고정하고 있는 상태예요. 오른손 이동 후에는 관을 잡고 있던 왼손을 놓으면 돼요.

Squeezing 후에도 Oscillation이 여전히 관찰되지 않으면 배액관 폐색을 의미하므로 의사에게 노티해야 합니다. 그러면 필요에 따라 카테터를 Irrigation하거나 재삽입하는 경우도 있고, 배액량에 따라 완전히 제거하기도 해요. 배액관을 폐색된 채로 방치하면 급격한 IICP가 발생할 수 있으므로 수시로 이를 확인하고 간호기록에 남겨두어야 해요.

 Squeezing 시행 후에 Oscillation이 관찰되었어요! 앞으로 자주 확인해 봐야 할 것 같아요. 또 제가 주의해야 할 사항이 있을까요?

 매 라운딩 시, EVD 삽입 부위의 드레싱이 청결하게 유지되어 있는지 확인하고, Oozing(삼출물)이 있으면 무균 거즈로 교환한 후에 의사에게 노티해요.

챔버는 넘치지 않도록 비워줘야 하는데, 비우기 전에 배액량을 확인하고 배액관을 Clamping한 후 챔버 밑에 달린 3way를 돌려 Drainage bag으로 배액물을 내려요. Drainage bag은 바닥에 닿지 않도록 관리하고, Bag을 비울 때에는 무균적으로 시행해요. 또한 배액관 중간에 3way로 연결된 부위가 빠지지 않도록 항상 주의해야 하는데, 혹시 연결이 빠지면 환자와 가까운 쪽의 배액관을 Kelly로 잠그고 즉시 의사에게 노티해야 해요.

EVD는 언제까지 유지하나요?

 EVD를 너무 오래 유지하면 감염 위험이 있어서 보통은 7일 이내로 제거해요. 제거 시기는 배액량과 환자의 임상 증상 그리고 Brain CT f/u을 통해 호전되는 것을 확인하고 종합적으로 결정해요.

• 경과기록지

ICH at Lt. thalamus c IVH at both ventricle
　양측 뇌실내출혈을 동반한 좌측 시상의 뇌내출혈

Acute obstructive hydrocephalus
　급성 비교통성수두증

[N/Ex.]
Neurologic exam(신경학적 검사)
Mental status: Stupor
Pupil: 3/5 fixed to light
Motor: Localizing to pain

[Plan]
Both EVD insert state
EVD target 80cc/duty
Mannitol IV 6HR
익일 Brain CT f/u

 이 경과기록지 내용을 해석해 볼까요?

뇌내출혈과 함께 뇌실내출혈이 동반되었고, 이로 인해 뇌척수액의 흐름이 차단되면서 수두증이 발생하여 양쪽으로 EVD를 삽입한 상태네요.

IICP로 인한 의식저하와 함께 동공의 크기가 커지고 빛에 대한 반사 반응도 없는 것을 확인할 수 있는데, EVD를 통해 뇌실내의 혈액과 뇌척수액을 배액함과 동시에 Mannitol을 투여하면서 IICP에 대한 치료를 하고 있어요.

이런 경우에 간호사는 수시로 환자의 상태를 살피고 Duty당 정해진 Target만큼 배액이 잘되고 있는지, 배액 양상은 어떤지 관찰하고 기록해 두어야 해요.

3 발작(Seizure) & 뇌전증(Epilepsy)

Case 1

LOC(Loss Of Consciousness, 의식 소실)와 Convulsive Movement(경련성 움직임)를 주호소로 응급실에 내원한 환자.

내원 30분 전 의식을 잃고 쓰러져 몸을 떨고 있는 것을 직장 동료가 발견하여 119에 신고하였고, 몸을 떠는 것은 1~2분 지속되다 멈추었다고 한다. 환자는 구급차 안에서 의식이 돌아왔으나 엉뚱한 소리를 반복했다고 한다.

1년 전에도 이와 비슷한 증상이 있어 입원치료를 하였으나 따로 복용하고 있는 약은 없었다. 어떤 질환을 의심할 수 있을까?

환자가 발작을 일으킨 걸까요?

환자가 의식을 잃고 쓰러졌고, 경련성 움직임이 있었으니 좀더 자세한 병력청취와 추가 검사를 통해 발작 여부에 대한 감별이 이루어질 거예요.

그런데 선생님! 용어가 좀 헷갈리는데, 경련(Convulsion)과 발작(Seizure)은 어떻게 다른가요?

케이스의 환자는 몸을 떨고 있었다고 했는데, 바로 이렇게 본인의 의지와 상관없이 근육이 수축하거나 수축과 이완을 반복하는 움직임 자체를 Convulsion이라고 해요.

Seizure는 대뇌피질의 비정상적인 전기활동으로 인해 순간적으로 발생하는 증상을 말하며, 위의 환자에게서 보인 경련성 움직임 외에도 다양한 형태로 나타날 수 있어요.

저는 두 용어가 같은 의미라고 생각했는데, Convulsion이 곧 Seizure를 뜻하는 것은 아니군요. 그러면 Seizure는 또 어떤 형태로 나타날 수 있나요?

Seizure는 크게 부분발작(Partial seizure)과 전신발작(Generalized seizure)으로 나눌 수 있어요. 보통 Seizure라고 하면 전신발작 중에서도 강직간대발작을 떠올리는 경우가 많은데, 임상에서 볼 수 있는 케이스와 함께 Seizure의 분류와 무엇을 중점적으로 관찰해야 하는지에 대해 함께 공부해 보도록 할게요.

Case 2

라운딩 중 묻는 말에 대답이 없는 환자.

초점 없는 눈으로 멍하니 앉아 커튼을 계속 만지작거리는 모습이 관찰되었다. 약 1분간 위와 같은 행동을 반복하다가 멈추었으며, 환자가 안정된 후 방금 전 일을 기억하는지 물으니 모르겠다고 답하였다. 어떻게 해야 할까?

 이런 경우도 Seizure에 해당하는군요. 잘 알고 있지 않으면 발견하기도 어렵고, 발견한다고 해도 Seizure인지 아닌지 헷갈릴 것 같아요.

 물론 그럴 수 있어요. 일반적으로 알고 있는, 경련성 움직임(Convulsive movement)을 보이는 Seizure 양상과는 다르기 때문에 문제가 있는지 알아차리기가 쉽지는 않죠.

위 경우는 부분발작으로 분류할 수 있는데, 부분발작이란 대뇌의 국소 부위에서 발작이 시작되는 것으로 시작 부위에 따라 다양한 형태로 나타날 수 있어요.

- 운동성: 고개나 눈이 한쪽으로 돌아감, 신체 일부분에 국한된 강직 또는 떨림
  (ex. 한쪽 손가락을 까딱거리거나 한쪽 입술을 씰룩거리는 증상)
- 감각성: 무감각, 이상감각, 섬광, 환시, 환청
- 자율신경성: 구토, 창백, 발한, 동공 확장, 요실금, 배 속에서 치밀어 오르는 듯한 느낌
- 정신성: 공포감, 기시감(déjà vu), 미시감

이와 같은 증상이 의식 변화 없이 나타나면 단순부분발작(Simple partial seizure)이라고 해요.

그런데 케이스 환자는 커튼을 만지작거리는 행동을 반복하였고, 이후 그 상황을 기억하지 못했죠? 이런 경우를 복합부분발작(Complex partial seizure)이라고 하는데, 보통 단순부분발작 형태의 전조증상(Aura)이 선행돼요. 연이어 입맛을 다시거나 무언가를 만지작거리는 등 어떤 행동을 무의미하게 반복하는 증상(자동증, Automatism)이 특징적으로 나타나며 이때 의식 변화를 동반해요.

 그러면 환자가 전조증상이 있을 때에는 의식 변화가 있기 전인가요?

 네, 맞아요. 의식 변화가 있기 전에 전조증상이 나타나며, 이는 환자가 기억할 수 있기 때문에 환자가 안정을 찾은 후에 혹시 발작 전 전조증상이 있었는지 확인하는 것이 좋아요.

그렇군요. 부분발작이 전신발작으로 진행할 수도 있나요?

 처음에는 대뇌의 국소 부위에서 발작이 시작되었다가 점차 뇌 전반으로 퍼지게 되면 부분발작에서 끝나지 않고 전신발작으로 진행할 수 있는데, 이를 이차전신발작이라고 해요. 이 경우는 처음부터 전신발작으로 시작되는 일차전신발작과 다르게 부분발작으로 분류해요.

➕ 한 걸음 더 　측두엽뇌전증(Temporal Lobe Epilepsy, TLE)

측두엽뇌전증은 성인에게서 가장 흔한 뇌전증 증후군입니다.

대부분 배 속에서 치밀어 오르는 명치 조짐(Epigastric aura)과 자동증을 동반하고 발작 후 혼돈을 보이는 복합부분발작 형태로 나타나며, 이차전신발작으로 진행하기도 합니다.

주로 해마경화증(Hippocampal sclerosis)에 의해 발생하며, 약물저항성을 보이는 경우가 많아 병소를 제거하는 수술적인 치료까지 필요로 할 수 있어요.

MEMO

Case 3

2주 전 뇌경색 진단 후 재활치료 중인 환자.

병실에서 콜벨이 울려 가보니 환자는 바닥에 쓰러져 있었고, 눈은 왼쪽 상방으로 돌아간 채 전신을 떠는 양상의 Seizure를 하고 있는 것이 발견되었다. 보호자는 환자가 갑자기 의식을 잃고 쓰러지며 몸이 딱딱하게 굳더니 이후 발작을 하기 시작했다고 말하였다. 어떻게 해야 할까?

 사실 Seizure라고 하면 이런 케이스만 생각하게 되는 것 같아요.

 그렇죠? 흔히 생각할 수 있는 Seizure의 형태가 바로 이런 전신강직간대발작(Generalized Tonic-Clonic Seizure, GTCS)일 거예요.

강직간대발작은 갑작스러운 의식 소실과 함께 전신이 뻣뻣해지는 강직기(Tonic phase) 이후 강직된 몸이 반복적으로 이완되어 떨리는 것처럼 보이는 간대기(Clonic phase)로 진행돼요. 발작 도중에는 눈이 한쪽으로 돌아가고(Eye-Ball Deviation, EBD), 입에서 거품이 나오며 호흡곤란이나 청색증이 나타날 수 있고, 혀를 깨물거나(Tongue bite) 요실금이 있을 수 있어요. Seizure 이후에는 기억 소실, 혼동, 깊은 수면 등의 의식 장애와 두통, 근육통 등이 발생할 수 있어요. 따라서 Seizure 환자의 간호기록에는 발작 양상과 함께 동반되는 증상의 유무를 함께 기록해 주는 것이 좋아요.

 기록을 꼼꼼하게 해야겠어요. Seizure 이후 환자가 계속 자고 있는 것을 본 적이 있는데, 대개 나타날 수 있는 증상이군요. 전신발작의 다른 유형에는 어떤 것이 있나요?

 주로 소아에게서 발생하는 갑작스러운 의식 소실과 함께 하던 일을 멈추고 멍하게 바라보는 형태의 소발작(Absence seizure), 전신의 근육이 수축하는 강직발작(Tonic seizure), 강직기 없이 근육의 수축과 이완을 반복하는 간대발작(Clonic seizure), 순간적으로 움찔하는 형태의 짧은 근육 수축이 일어나는 근간대발작(Myoclonic seizure), 근육의 긴장이 갑자기 소실되어 순간적으로 고개를 떨구거나 바닥에 쓰러지는 무긴장발작(Atonic seizure)이 있어요.

 Seizure는 정말 다양한 형태로 나타날 수 있네요.
그러면 발작(Seizure)과 뇌전증(Epilepsy)은 어떻게 다른가요?

 Seizure가 뇌의 이상방전에 의해 나타나는 증상이라면, Epilepsy는 Seizure가 반복되는 질환을 의미해요.

그러면 CASE 1은 1년 전에도 비슷한 증상이 있었으니까 Epilepsy로 진단할 수 있겠네요?

차근차근 설명해 드릴게요. 발작은 다시 뇌전증 발작(Epileptic seizure)과 비뇌전증 발작으로 나뉘어요.

뇌전증 발작에는 빛이나 소리 자극, 수면박탈, 알코올 금단, 저혈당, 전해질불균형, 중추신경계감염, 두부외상, 뇌졸중, 뇌종양 등 어떤 유발 요인으로 인해 발생하는 유발발작과 특정 유발 요인 없이 발생하는 비유발발작이 있어요. 비뇌전증 발작에는 정신성 발작(Psychogenic seizure)과 실신(Syncope)이 포함되고요. 그러니까 보통 발작이라고 함은 뇌전증 발작을 의미하는 것이고, 뇌전증 발작 중에서도 비유발발작이 최소 24시간 이상 간격으로 2회 이상 재발하면 뇌전증으로 진단할 수 있어요.

음… 그러니까 실신은 뇌전증 발작에 해당하지는 않는 거네요. 그러면 전신 떨림과 함께 의식 소실이 있는 환자는 뇌전증 발작과 실신을 어떻게 구분할 수 있나요?

뇌전증 발작과 실신, 둘 다 순간적으로 나타나는 증상이기 때문에 환자와 목격자를 통한 병력 청취가 무엇보다 중요해요. 발작 전 어떤 상황이었고 전조증상이 있었는지, 의식변화가 있었는지, 발작이 어떤 형태로 나타났고 얼마나 지속되었는지, 눈이 돌아가거나 혀를 깨물거나 실금이 있었는지, 발작 후 어떤 행동을 하였는지 자세히 확인해야 해요.

실신은 대부분 오랜 시간 서 있다가 발생하는 경우가 많으며 쓰러지기 전 메스꺼움, 아찔한 느낌, 곧 쓰러질 것 같은 느낌이 들 수 있는데 뇌전증 발작에서의 전조증상과는 약간 다른 양상이죠. 또한 뇌전증 발작은 의식 회복 후 한동안 혼동이 있거나(Post ictal confusion) 수면을 취하는 반면, 실신에서는 이런 증상이 거의 나타나지 않고 즉각적으로 의식을 회복해요.

안구 편위, 혀 깨물기, 실금 등은 뇌전증 발작에서만 나타나나요?

뇌전증 발작에서 더욱 특징적으로 관찰되기는 하지만 실신에서도 나타날 수 있어서 이것만으로 둘을 구분 짓는 것은 무리예요.

➕ 한 걸음 더   혈관미주신경실신(Vasovagal syncope)

실신의 가장 흔한 유형으로 오래 서 있거나 극심한 감정적 스트레스, 통증, 탈수 등으로 인하여 자율신경계에 불균형이 생기면서 저혈압과 서맥이 나타나고 뇌혈류가 일시적으로 감소하여 의식을 잃게 됩니다. 보통 메스꺼움, 어지럼증, 아찔한 느낌, 창백, 식은땀과 같은 전조증상이 동반되는데 이때 재빨리 눕게 되면 실신까지 진행하는 것을 막을 수 있어요.

그렇다면 병력청취를 통해서 뇌전증 발작이 의심될 때 바로 약을 쓰지 않고 24시간 이상 간격으로 2회 이상 재발한 경우에만 뇌전증을 진단하는 이유가 있나요?

 크게 두 가지 이유가 있어요. 증상이 나타난 환자 중 절반 가까이는 첫 발작 이후에 증상이 다시 나타나지 않고, 객관적인 뇌전증의 증거 없이 문진만으로는 뇌전증을 확신하기 어렵기 때문이에요. 약을 한 번 쓰기 시작하면 보통 2년을 계획하고 사용하기 때문에 진단을 섣불리 내리기보다는 증거를 모으기 위해 검사를 시행해요.

 환자에게 Brain MRI와 함께 뇌파검사가 처방 났어요. 질환 감별을 위해 추가된 걸까요?

 네, 맞아요. 발작으로 입원한 환자는 뇌영상검사(주로 Brain MRI), 혈액검사, 뇌척수액검사 등으로 발작을 일으킬 만한 원인을 규명하는 한편 뇌파검사를 통해 뇌에서 발생하는 비정상적인 전기활동을 감지하고, 그 위치를 확인함으로써 뇌전증을 진단하여 치료 방향을 결정하게 돼요.

 Brain MRI를 통해 뇌전증을 어떻게 판단할 수 있나요?

 MRI는 뇌전증과 관련된 뇌의 구조적 이상을 확인하기 위한 검사예요. 주로 뇌졸중, 뇌종양 등 발작 이전에 선행되는 원인 질환이 있는지 확인하기 위해 실시하는데, 실제로 발작을 해서 입원한 환자가 Brain MRI를 찍어봤더니 급성 뇌졸중이 발견된 케이스(Post-stroke seizure)를 임상에서 꽤 볼 수 있어요. 보통 뇌 손상 후 7일 이내 발생한 발작은 뇌 손상 자체에 의한 것으로 판단하며 뇌전증으로 분류하지 않아요.

그 밖에도 MRI에서 해마경화증, 뇌혈관기형, 피질이형성증과 같은 이상 소견이 관찰되기도 하는데, 이는 부분발작의 원인이 되는 것으로 알려져 있어요.

✔ **TIP** **Stroke와 Seizure의 관계**

Post-stroke seizure는 Stroke 발생 후 어느 시점에서 Seizure가 발생했느냐에 따라 Early/Late로 구분할 수 있고, Seizure를 하면서 내원하였는데 Stroke이 확인된 경우에는 Stroke-onset seizure라고도 표현해요.

 혈액검사와 뇌척수액검사는 왜 시행하나요?

 전해질불균형, 호르몬이상, 알코올중독 등으로도 발작이 유발될 수 있기 때문에 혈액검사를 통해 전신 상태를 확인하고, 발작의 원인으로 중추신경계감염이 의심되는 경우에는 뇌척수액검사를 시행할 수 있어요.

선생님! 그런데 Seizure 환자의 혈액검사에서 CK 수치가 올라가 있어요. 이러한 혈액검사 결과는 진단과 관련이 없나요?

 CK는 근육활동 시 작용하는 효소예요. 발작 시 과도한 근육의 사용으로 인해 근육이 손상되고, 근육세포 안에 있던 물질이 혈액으로 빠져나오면서 CK를 비롯하여 Myoglobin, AST, ALT, LDH 등의 수치가 상승할 수 있어요.

보통 3~5일 이내 자연적으로 호전되기는 하지만 심하면 신부전을 초래할 수 있기 때문에 N/S hydration해 주면서 정기적인 혈액검사를 통해 수치가 떨어지는지 확인하고, 신장기능을 살펴보는 것이 필요해요.

이 외에도 발작 후에 대사산증이 생기거나 혈중 Prolactin 수치가 상승할 수 있는데, 이러한 혈액검사 결과를 통해 Pseudoseizure(가성발작)를 감별하기도 해요.

➕ 한 걸음 더 　횡문근융해증(Rhabdomyolysis)

CK가 정상치의 10배 이상 증가된 경우는 횡문근융해증(Rhabdomyolysis)을 의심할 수 있어요. 횡문근융해증이 있으면 근육통을 호소하며 콜라색의 소변이 나오기도 하죠.

합병증으로 신부전, 간기능 손상, 고칼륨혈증을 초래할 수 있기 때문에 단순히 CK 수치만 살펴보는 것이 아니라 BUN, Cr, AST, ALT, Electrolyte 등을 함께 보면서 환자에게 이상증상이 나타나지 않는지 관찰해야 해요.

 검사를 모두 시행했는데도 발작의 원인이 될 만한 소견이 없는 경우도 있나요?

 네. 뇌전증 발작의 약 70%가 기질적 원인이 없는 특발성이기 때문에 검사상에서 이상 소견이 없는 경우가 더 많아요.

또한 진단을 위해서는 뇌파검사가 중요하지만 이전에 함께 공부한 것처럼 뇌전증인 경우에도 이상 뇌파가 발견되지 않을 수 있어서 검사를 여러 번 반복하거나 검사 도중 자극을 주어 발작을 유발하기도 해요.

 그렇군요. 뇌전증 발작은 어떻게 치료하나요?

 일단 조절 가능한 유발인자가 있으면 이를 교정하는 것이 첫 번째예요. 예를 들어 밤에 컴퓨터게임을 하다가 발작을 하는 경우를 종종 볼 수 있는데, 번쩍번쩍한 불빛에 의해 발작이 유발될 수 있으므로 이런 상황을 피하도록 해야 하겠죠. 수면박탈이나 음주도 마찬가지고요.

약물 치료는 어떠한 경우에 시작하게 되나요?

CASE 1에서 환자는 1년 전에 비슷한 증상이 있어서 입원치료까지 했었는데, 따로 약을 복용하고 있지는 않았잖아요. 특정 유발 요인이 없어도 약을 추가하지 않고 지켜보기도 하는지 궁금해요.

 약물치료는 원칙적으로 두 번의 비유발발작이 있으면 시작하는데, 뇌파에서 뚜렷한 뇌전증모양파가 확인되었거나 뇌에 구조적인 이상이 있는 경우에 재발 위험이 높아 첫 발작부터 약을 사용하기도 해요.

정확한 것은 당시의 의무기록을 살펴봐야 하겠지만, 아마도 환자는 첫 발작 당시 뇌파와 뇌영상 검사에서 특별한 이상이 없었기 때문에 약을 사용하지 않고 지켜본 것으로 추정할 수 있어요.

 그러면 이번에는 두 번째 발작이니까 약이 추가될 수도 있겠네요?

 두 번의 발작이 모두 비유발발작이라면 약물치료를 시작할 수 있어요.

발작을 조절하는 약물을 항뇌전증약(Anti-Epileptic Drugs, AED)이라고 하는데, 발작의 유형에 따라 약제 선택이 달라지고 부적절한 약제를 사용하면 오히려 증상이 악화되게 할 수 있기 때문에 발작의 유형을 정확하게 분류하는 것이 중요해요.

 발작 유형에 따른 약제 선택의 기준에 대해 알려주세요.

 이차전신발작을 포함한 부분발작에서는 Carbamazepine 혹은 Oxcarbamazepine, 전신발작에서는 Valproate가 일차 선택약으로 권장되며 세부 분류에 따라 우선적으로 선택할 수 있는 약물은 다음과 같아요.

- 부분발작: Carbamazepine, Oxcarbazepine, Lamotrigine, Levetiracetam, Valproate
- 전신강직간대발작: Valproate, Lamotrigine, Carbamazepine, Oxcarbazepine
- 소발작: Ethosuximide, Valproate, Lamotrigine
- 근간대발작: Valproate, Levetiracetam, Topiramate
- 강직 또는 무긴장발작: Valproate

Valproate는 모든 발작 유형에 효과가 있는 광범위항뇌전증약으로, 발작의 유형이 불명확하거나 다양한 경우에 주로 사용되지만 태아 선천 기형이 발생할 위험이 있어 가임기 여성에게는 잘 사용하지 않아요.

Lamotrigine, Topiramate, Zonisamide, Levetiracetam, Lacosamide는 비교적 최근에 개발된 새로운 광범위항뇌전증약으로 기존 약물에 비해 부작용이 적다고 알려져 있어요.

그렇군요. 항뇌전증약은 한번 복용하기 시작하면 계속 유지해야 하나요?

 일반적으로 항뇌전증약 복용 이후 2년 이상 발작이 없으면 약물 중단을 고려할 수 있어요.

이 말은 곧 최소 2년 이상 약물을 꾸준히 복용해야 한다는 건데, 실제로 약물을 임의로 중단하여 발작이 재발하는 환자가 꽤 많아요. 따라서 환자에게 임의로 약을 중단하지 않도록 교육하는 것이 중요해요.

 약을 꾸준히 복용했음에도 불구하고 발작이 재발하는 경우도 있나요?

 네. 환자의 신체적 변화 혹은 다른 질환이나 약물의 상호작용으로 인해 체내 약물 농도가 치료적으로 유지되지 않으면 발작이 재발할 수 있죠. 이런 경우 혈중약물농도를 측정하여 치료효과를 평가하고, 그 결과에 따라 용량을 조정하거나 다른 종류의 약물로 교체하기도 해요.

또한 약을 새로 추가한 경우에도 적절한 치료농도에 도달할 때까지 수시로 혈중약물농도를 측정할 수 있는데, 이를 TDM(Therapeutic Drug Monitoring, 치료적 약물 감시)이라고 해요.

 TDM은 모든 약물에 대해 시행하나요?

 모든 약물에 대해 TDM을 시행하지는 않아요. 대개 치료 효과를 나타내는 약물 농도와 독성을 일으키는 약물 농도 사이 범위가 좁은 특정 약물에 한해 시행하게 되는데, 대표적으로 Phenytoin, Phenobarbital, Carbamazepine, Valproate 등 일부 항뇌전증약이 이에 해당돼요.

 TDM은 처방 난 즉시 채혈하면 되나요?
아니면 감시 목적으로 시행하는 검사이므로 따로 일정한 시간을 정해 두고 채혈하나요?

 아주 좋은 질문이에요. 환자가 약을 복용하면 약물 농도는 점점 올라가다가 최고점에 이른 후 다시 떨어지기 시작하는데, 방금 말한 것처럼 TDM을 시행하는 목적을 생각해 보면 체내 약물 농도의 최저 수치는 치료농도 범위 내로 들어와야 하고, 최고 수치는 독성을 일으키는 농도보다 낮아야 해요.

보통은 다음 약물 투여 직전에 채혈하여 최저 수치를 확인해요. 약물에 따라 최고 수치에 도달할 것으로 예측되는 시간 혹은 임의로 정해진 시간 간격으로 검사를 진행하기 때문에 채혈 스케줄에 대해서는 주치의와 상의해야 하고, 채혈 시간은 기록 해놓는 것이 좋아요.

+ 한 걸음 더 **약물별 TDM 검사 시기**

약을 처음으로 사용하는 경우, 약물이 항정상태에 도달한 후 첫 채혈을 시작해야 해요.

항정상태에 도달하기 위해서는 보통 반감기의 4~5배 이상의 시간이 지나야 하는데, 반감기는 약물마다 달라서 잘 확인한 후에 검사를 시행하도록 해요.

약물	반감기(hr)	치료농도 범위(mcg/mL)
Phenytoin	24	10~20
Phenobarbital	96	20~40
Carbamazepine	8~22	4~12
Valproate	12~17	50~120

환자가 입원해 있는 동안 발작을 하면 어떻게 하죠?
발작을 하고 있는 환자는 직접 본적이 없어서 실제로 보면 당황스러울 것 같아요.

Seizure 환자를 발견했을 때 가장 중요한 것은 신체 손상이 없도록 하는 것이며, 다음으로는 발작 양상을 정확하게 관찰하고 발작을 빨리 멈추게 하는 것이 필요해요.

우선 기관 내 분비물로 인한 흡인을 예방하기 위해 고개를 옆으로 살짝 돌려줘야 하는데, 기도를 확보하기 위해 환자의 입을 억지로 벌려 Air way를 넣어서는 안 돼요.

또한 신체 손상을 방지하기 위해 옷을 느슨하게 하고 주변의 위험한 물건을 치워야 해요. 이외에도 침상 난간을 올리고 난간에 패드를 대주며, 신체보호대를 하고 있는 경우에는 풀어줘야 해요.

이와 동시에 신속히 의사에게 노티하며, 발작이 멈출 때까지 환자 곁에서 발작 양상과 지속시간을 정확하게 관찰하고 기록해야 해요. 발작을 멈추게 한다는 것은 처방에 따른 약물 투여를 의미하는 것이지, 환자를 저지하는 것이 아니에요. 절대 환자를 억지로 잡으면 안 돼요.

보호자에게는 발작이 시작되면 즉시 의료진에게 알리도록 하고, 의료진이 확인하기 전에 발작이 끝나는 경우도 있기 때문에 동영상을 촬영하도록 교육해주세요.

! 잠깐

Seizure환자 V/S 측정은?

신규 간호사가 가장 많이 하는 실수는 Seizure 환자에게서 무리하게 V/S을 측정하는 건데, 간대발작을 하고 있는 경우에는 V/S을 측정하기 어려울 수 있고 그 과정에서 자칫 환자를 다치게 할 수 있어요.

원칙적으로 환자의 상태 변화가 있을 때 V/S 측정이 기본이지만, 일반적인 발작은 수초~수분 이내에 멈추기 때문에 격렬한 움직임이 있는 동안 V/S을 무리해서 측정하기보다는 환자의 안전에 유의하며 발작이 멈추고 나서 V/S을 측정해도 늦지 않아요! 또한 V/S 측정 도구 혹은 O2 tank를 가지러 가거나 의사에게 노티하기 위해서 환자 곁을 떠나서는 안 돼요. 콜벨을 누르거나 크게 소리쳐서 도움을 요청해 주세요!

✓ TIP

Seizure 환자 앞에서 마인드 컨트롤!

Seizure는 CPR 상황을 맞이했을 때만큼이나 갑작스러워서 신규일 때는 많이들 당황하는 질환이에요. 신경과는 Seizure 환자가 많으므로 항상 환자가 Seizure를 했을 때 어떻게 대처해야 할지 평소에 이미지 트레이닝을 해보면 좋아요.

오래전부터 Epilepsy를 앓아 온 환자의 보호자는 덤덤하게 반응할 수 있지만, 그렇지 않은 환자의 보호자는 많이 당황할 수 있어요. 그런데 의료진도 옆에서 같이 당황하고 허둥대면 신뢰감이 떨어질 수 있어요. 따라서 항상 침착함을 유지하는 마음가짐이 필요해요.

혀가 말려들어 가는 것을 방지하기 위해 설압자를 물려줘야 한다고 알고 있는데, 설압자도 넣으면 안 되나요?

설압자를 억지로 넣으려다가 치아가 부러지거나 오히려 기도를 막을 수 있어요. 발작하는 동안에는 뭐든지 입안에 억지로 넣으면 안 되고, 이 역시 고개를 옆으로 돌려주는 것만으로도 충분해요.

발작을 하는 동안에 보통 산소를 공급하던데, 항상 그렇게 하나요?

발작 시 호흡근 수축으로 인한 호흡곤란이 발생할 수 있어요. 따라서 SpO2 측정 후 필요시 산소 공급을 하지만 발작하는 동안 SpO2 측정도 어려운 경우가 있고, 발작을 멈추게 하는 약물을 투여할 때에도 SpO2가 저하될 수 있기 때문에 SpO2 수치와 관계없이 예방적으로 산소를 공급하기도 해요.

산소는 보통 Reserve mask를 통하여 Full로 공급했다가 환자 상태에 따라서 점차 감량하게 됩니다. 따라서 Seizure 기왕력이 있는 환자는 빠른 처치를 위해 침상에 O2 bottle, Reserve mask를 Prep해 두면 좋겠죠?

선생님! 그러면 환자가 발작을 하고 있으면 바로 약물을 투여하나요?

 발작의 지속시간이 길어질수록 뇌에 치명적인 손상을 주기 때문에 임상에서는 보통 예방적인 차원에서 발작하는 즉시 약물을 투여하는 편이죠.

일차 선택 약제로 Lorazepam(Ativan) 0.1mg/kg(속도 2mg/min)을 IV로 투여하는데, IV route가 확보되지 않으면 IM 투여도 가능하지만 일반적으로 빠른 효과를 위해 IV가 권장되므로 Seizure 환자의 경우에는 미리 IV route를 확보해 놓는 것이 필요해요.

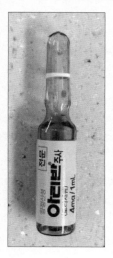

! 잠깐 Lorazepam(Ativan)

Lorazepam은 약물이 끈적끈적하기 때문에 투여 직전 생리식염수나 멸균주사용수로 희석해서 투여해야 해요. 또한 작은 직경의 Needle로 약물을 재려고 하면 잘 나오지 않기 때문에 보통 20G 이상의 Needle을 사용해야 빠르게 약물을 준비할 수 있어요. 또한 Lorazepam은 향정신성의약품이기 때문에 잔량은 약국에 반납해야 해요. 따라서 사용하고 남은 약물은 버리는 것이 아니라 보관해 놓아야 하고, 보관과 반납 방법은 병원 규정을 따라야 해요.

TIP　**Seizure 환자의 일반적 간호**

① 입원 시 가능하면 간호사실에서 가까운 병실로 배정한다.

② 필요시 산소를 빠르게 공급할 수 있도록 O2 bottle, Reserve mask를 미리 준비해 둔다.

③ 응급상황에 약물을 빠르게 주입하기 위해 IV route를 미리 확보해 둔다.

④ Seizure 시, 환자가 다치지 않는 환경을 만들어주고 Seizure 양상을 확인한다.(빠른 노티는 필수!)

⑤ 처방에 따라 약물을 투여한다.

- **Seizure 환자의 간호기록 내용**
  ① GTC type: 어떤 타입인지
  ② Attack: 몇 번째 Attack인지
  ③ Duration: 지속시간
  ④ LOC: 의식 소실 여부
  ⑤ EBD: Eyeball deviation 여부
  ⑥ Lip cyanosis, Drooling, Voiding, Defecation 여부
  ⑦ Post mental state

 약물 투여 후에도 발작이 멈추지 않는 경우가 있나요?

 사실 일반적인 발작은 약물 투여 없이도 보통 1~2분 이내 멈추는데, 5분 이상 지속되거나 의식 회복 없이 2회 이상 발작이 반복되면 뇌전증지속상태(Status Epilepticus, SE)로 간주하고 추가 약물치료를 해요.

 추가 약물치료는 어떻게 이루어지나요?

 Lorazepam 1회 투여 후에도 발작이 멈추지 않으면 1회 추가 투여가 가능하며, 이차 약제로 Phenytoin/Fosphenytoin 혹은 Valproate, Levetiracetam, Phenobarbital 등의 정주를 고려할 수 있어요. 이후에도 발작이 지속되면 난치성 뇌전증지속상태로 판단하며 삼차 약제로 Midazolam, Propofol, Pentobarbital과 같은 정맥마취제를 투여해요.

뇌전증지속상태는 사망률이 높은 응급 질환으로 반드시 혈압과 심전도를 모니터링해야 하며, 발작이 길어지면 기관 삽관까지 필요할 수 있으므로 발작이 5분 이상 지속될 시 환자를 처치실로 이동시키는 것이 좋아요. 대부분 이런 경우 일반 병실에 있던 환자는 ICU로 이실해서 치료를 이어가게 돼요.

· 간호기록 예시

기록 시간	기록 내용
19:00	병실에서 콜벨 울림. 환자 Rt. upper eyeball deviation 관찰되며 우측으로 고개 돌아가 있음. 전신으로 Convulsive movement 보임. 침상 난간 및 머리맡에 패드 대줌. Drooling(+) Urination(-) Defecation(-) Cyanosis(-) Reserve mask 통해 O2 full 적용함. Notify to Dr. 나의사. Lorazepam 4mg 1A IV 투여하자고 함.
19:01	Lorazepam 4mg 1A IV 실시함. SpO2 94% 측정됨.
19:02	Seizure 멈춤. 총 지속시간: 2min, LOC(+) V/S 130/80-76-17-36.8-SpO2 96% 측정됨. Oral suction 실시함. Dr. 나의사 환자 확인함. O2 full → 5L/min 감량함. by Dr. 나의사.
19:07	환자 흔들어 깨우면 눈은 뜨나 이내 잠드는 모습임. Seizure like movement none. SpO2 96% 측정됨. O2 5L/min → 2L/min nasal prong으로 변경함. by Dr. 나의사. Seizure 당시 Tongue bite 부위 Simple Dx. 실시 후 처방 난 연고 도포함.

이 간호기록 예시를 보면 콜벨이 울려서 병실에 가봤을 때 오른쪽으로 눈과 고개가 돌아가 있는 상태였는데, 강직기 때 흔히 나타나는 증상으로 특히 Eyeball deviation은 상하좌우 방향을 함께 적어주는 것이 중요해요.

Seizure 시 간호중재로 환자가 다치지 않도록 침상 난간과 머리맡에 패드를 대주었고, 호흡장애를 예방하기 위해 O2를 적용했어요. 추후 V/S 측정과 의사의 확인을 거쳐 O2 flow를 조절해 준 것을 확인할 수 있는데, Lorazepam 투여 후 이차적으로 SpO2 저하가 발생할 수 있기 때문에 지속적인 관찰이 필요해요.

Seizure 후에는 의식상태를 확인하고 기록하는 것이 중요해요. 또한 환자는 Drooling이 있었고 Seizure 후 계속 잠들어 있는 상태라서 Aspiration 위험이 있으니 입안에 남아 있는 분비물을 Suction해 주어야 해요.

Case

3일 전부터 지속된 두통, 뒷목 통증, 오한을 주호소로 입원한 환자.

응급실 내원 당시 BT 38.4℃ 측정되었으며, 신경학적 검진상에서 경부 강직 소견이 있었다. 환자는 응급실에서 뇌척수액검사 시행 후, 신경과 병동에 입원하였다. 어떤 질환을 의심할 수 있을까?

뇌수막염을 의심해서 뇌척수액검사를 시행하고 입원한 것 같아요.

맞아요. 두통, 발열, 경부 강직 증상은 뇌수막의 염증으로 인해 나타날 수 있는 증상이에요. 이 중에서 경부 강직(Neck stiffness)은 수동적으로 목을 앞으로 굽혔을 때 저항이 느껴지는 것을 말하는데, 가장 흔히 관찰할 수 있는 수막자극징후예요.

이 외에도 누운 자세에서 목을 앞으로 굽힐 때 고관절과 무릎이 굽혀지는 Brudzinski 징후, 고관절을 90° 굽힌 상태에서 무릎을 펼 때 저항이 느껴지는 Kernig 징후 등이 나타날 수 있어요.

하지만 이러한 특징적인 징후가 항상 나타나는 것은 아니기 때문에 확실한 진단을 위해서는 추가적인 검사가 필요한 것이죠.

그렇군요. 그러면 뇌수막염이 의심되는 환자는 무조건 뇌척수액검사를 시행하나요?

네. 뇌척수액검사를 통해서만 뇌수막염을 감별할 수 있기 때문에 뇌수막염이 의심되는 모든 환자에게서 필수적으로 뇌척수액검사를 시행해요.

환자는 응급실에서 뇌척수액검사를 하고 온 상태이니까,
입원 후에 제가 따로 챙겨야 할 사항이 있을까요?

우선 응급실에서 요추천자를 시행한 시간을 확인해야 해요. 보통 검사 후에 4~6시간 정도 ABR을 유지해야 하기 때문이죠. 응급실에서 기본 검사를 한 후에 결과를 확인하고 나서 추가 검사를 시행하는 경우도 있기 때문에, 환자가 입원할 때 응급실에서 뇌척수액 검체를 얼마나 남겨 올려 보내줬는지도 확인해야 해요.

ABR 시간이 지나고 나서는 환자에게 저압성 두통이 추가로 생기지 않았는지 확인하고, 요추천자 부위에 출혈이나 감염 증상이 없는지도 살펴봐야 해요.

! **잠깐** **뇌척수액검사 천자 부위 확인하기**

뇌척수액검사를 시행한 다음 날 요추천자 부위의 Dressing pad를 제거해 주면서 출혈이나 감염 증상이 없는지를 확인한 후 샤워가 가능함을 알려줘야 해요. 응급실을 통해 검사를 하고 온 경우에 천자 부위를 확인하지 않아 퇴원 시까지 Dressing pad를 부착하고 있는 경우가 종종 있어 주의가 필요해요.

선생님! 그런데 뇌수막염으로 입원한 환자에게 별다른 치료가 이루어지지 않고 있어요. 왜 그런 건가요? 약을 사용하지 않고 그냥 지켜보기도 하나요?

뇌수막염 중 가장 흔한 바이러스성 뇌수막염은 특별한 치료 없이도 자연적으로 호전되기 때문에 두통이나 발열에 대해서만 대증적 치료가 이루어져요. 따라서 임상 양상이나 뇌척수액검사상 바이러스성 뇌수막염에 합당한 것으로 판단되면 입원 기간에 경과 관찰과 대증치료만 할 수 있는데, 간혹 증상이 급격히 나빠지는 경우가 있기 때문에 주의해서 간호해야 해요. 다음 검사결과지를 볼까요?

· 검사결과지

검사항목	검사명	결과	단위
체액검사	RBC 〈CSF〉	0	/mm^3
	WBC 〈CSF〉	125	/mm^3
	Protein 〈CSF〉	75	mg/dL
	Glucose 〈CSF〉	62	mg/dL
바이러스 검사	HHV type 6 PCR 〈CSF〉 (Human herpes virus, 사람헤르페스바이러스)	Negative	
	Mumps virus PCR 〈CSF〉 (유행성이하선염바이러스)	Negative	
	VZV PCR 〈CSF〉 (Varicella zoster virus, 수두대상포진바이러스: HHV type 3)	Negative	
	CMV PCR 〈CSF〉 (Cytomegalovirus, 거대세포바이러스: HHV type 5)	Negative	
	HSV type 1, 2 PCR 〈CSF〉 (Herpes simplex virus, 단순헤르페스바이러스)	Negative	
	Enterovirus PCR 〈CSF〉 (엔테로바이러스)	Positive	
	EBV PCR 〈CSF〉 (Epstein-Barr virus, 엡스타인-바 바이러스: HHV type 4)	Negative	

뇌척수액검사에서 WBC가 5/mm^3 이상 검출되면 감염이 있는 것으로 판단하고 Secondary lab을 실시하게 되는데, PCR 및 균배양검사 등을 통해 바이러스성 뇌수막염인지 혹은 세균성이나 결핵성 뇌수막염인지 구분할 수 있어요.

이 검사결과지 예시는 바이러스 PCR 검사에서 Enterovirus positive이므로 바이러스성 뇌수막염에 해당되는 것을 알 수 있어요.

 임상 양상으로도 뇌수막염을 분류할 수 있나요? 어떠한 증상을 주의 깊게 살펴봐야 할까요?

 먼저 모든 뇌수막염에서 발열, 두통, 수막자극징후는 공통적으로 나타날 수 있어요.

바이러스성 뇌수막염은 이와 같은 증상이 일반적으로 수일에 걸쳐 서서히 악화되다가 자연적으로 호전되는 경과를 보여요.

세균성 뇌수막염은 초기에 상대적으로 심한 두통을 호소하며, 수 시간에서 수일 내에 급격한 의식저하가 나타날 수 있어요. 두개내압 상승으로 인해 오심, 구토 등의 증상이 나타날 수 있고, 수막구균(Neisseria meningitidis)에 의한 뇌수막염의 경우 특징적으로 피부에 출혈소견이 동반되거나 순환성 쇼크가 발생할 수 있어요.

결핵성 뇌수막염은 보통 수주에서 수개월에 걸쳐 서서히 진행하는 경과를 보여요. 일부 환자에게서 안구운동 이상, 안면마비, 난청 등의 뇌신경마비 증상 혹은 두개내압 상승 징후가 나타나거나 혈관 주변의 염증반응으로 의해 뇌경색이 발생하여 국소 신경학적 결손이 동반될 수 있어요.

➕ 한 걸음 더 수막구균성 뇌수막염(Neisseria meningitidis)

수막구균성 뇌수막염은 발생 시 신고가 필요한 2급 법정감염병에 해당해요.

수막구균성 뇌수막염 환자는 항생제 치료 시작 후 최소 24시간까지 비말격리가 필요하며, 원칙적으로 1인실에서 격리를 해요. 증상 시작 7일 전부터 항생제 치료 후 24시간까지 환자와 밀접하게 접촉한 가족이나 의료진은 이차감염을 예방하기 위해 항생제를 복용해야 해요.

생각보다 증상이 심하게 나타나는 경우도 있군요.

그러면 혹시 뇌척수액검사 결과가 세균성 혹은 결핵성 뇌수막염에 해당하지 않더라도 임상적으로 의심되는 경우 치료를 시작하기도 하나요?

네. 이전에 뇌척수액검사 파트에서 배운 것처럼 각 질환에서 특이적으로 나타날 수 있는 검사 소견이 있지만, 여기서 조금 벗어나더라도 임상적으로 세균성 혹은 결핵성 뇌수막염이 강력히 의심되면 의사의 판단에 따라 약물치료를 시작할 수 있어요. 세균성 혹은 결핵성 뇌수막염은 빨리 치료를 시작하지 않으면 영구적인 신경계 합병증이 남을 수 있고 사망까지 이를 수 있는 질환이기 때문이에요.

균 배양검사도 마찬가지인데, 균 배양검사상에서 원인균을 확실히 발견하면 좋겠지만 균이 동정되기까지 며칠에서 몇 주 정도의 시간이 걸리기 때문에 검사 결과가 나오기 전에 경험적으로 약물치료를 시작해요.

세균성 뇌수막염으로 의심되는 경우에는 어떤 약물을 투여하나요?

일반적으로 50세 미만의 성인에게는 3세대 Cephalosporine과 Vancomycin을 사용하며, 50세 이상은 여기에 Ampicillin을 추가로 투여해요. 보조요법으로 Dexamethasone을 사용하기도 하는데, 스테로이드 보조요법이 염증 반응을 억제하여 항생제 치료 중 사망과 신경학적 후유증의 발생을 감소시킨다는 보고가 있어요.

주의할 점은 항생제를 처음 투여하기 직전에 혹은 항생제 투여와 동시에 Dexamethasone 투여가 권장되므로 항생제와 Dexamethasone이 함께 처방난 경우에는 Dexamethasone을 먼저 투여해요.

결핵성 뇌수막염일 때는 폐결핵과 마찬가지로 결핵약을 사용하나요?

네. 기본적인 치료는 폐결핵과 동일해요.

일차약제로 Isoniazid(INH), Rifampin(RFP), Ethambutol(EMB), Pyrazinamide(PZA)으로 4제요법을 처음 2개월 동안 사용하고, 이후 약제 감수성 결핵으로 확인되면 INH와 RFP, 이 두 가지 약제를 7~10개월간 유지하는 것이 권장되지만 치료 기간은 환자의 임상 반응에 따라 조절될 수 있으며, 보조요법으로 Dexamethasone을 사용할 수 있어요.

추가로 임상에서 항결핵제 중 Isoniazid 복용 시 VitaminB6(pyridoxine) deficiency(결핍)와 관련된 Peripheral neuropathy(말초신경병증)가 발생할 수 있어서 예방적으로 Pyridoxine을 함께 복용하는 경우가 많아요.

결핵약을 복용하는 환자의 간수치가 급격히 상승했어요.
소변도 붉게 나온다고 하는데 왜 그런 거죠?

 일차약제로 쓰이는 네 가지 결핵약은 모두 간독성이 있기 때문에 병용 투여 시에 간독성 위험이 높아져요. AST 또는 ALT 수치가 급격히 상승하면 결핵약을 잠시 중단했다가 수치가 떨어지면 약제를 점차 추가할 수 있어요. 결핵약은 투여 기간이 길기 때문에 퇴원 후에도 정기적인 혈액검사가 필요하며, 약물치료 중에는 반드시 금주하도록 교육해야 해요.

소변색이 붉은 것은 간수치와는 상관이 없고, 결핵약 중에서 RFP가 대사되면서 소변이 주황색으로 나올 수 있어요. 자연스러운 현상이지만 결핵약을 처음 복용하는 환자는 놀랄 수 있기 때문에 미리 설명해 주면 좋겠죠?

 선생님! 그런데 결핵성 뇌수막염의 경우에 격리는 따로 필요하지 않나요?

 결핵성 뇌수막염과 같이 폐 이외의 장기에서 생기는 폐외결핵은 일반적으로 전염성이 없기 때문에 격리가 필요하지 않아요. 하지만 흉부 X-ray상에서 활동성 폐결핵이 의심되면 당연히 격리해야 해요.

MEMO

Case

5일 전부터 발열과 두통이 있었으나 감기로 생각하고 동네 의원에서 처방받아 약을 복용하며 지켜보던 환자.

이틀 전부터는 진통제도 소용없을 만큼 두통이 심해졌으며, 구토를 한차례 했다고 한다. 금일 아침 GTC seizure 발생하였고 이후 Mental drowsy 상태로 응급실에 내원하였다.

응급실에서 촬영한 Brain CT는 정상이었으며, 뇌척수액검사에서는 CSF pressure 210mmH2O, RBC 0개/mm^3, WBC 90개/mm^3, Protein 52mg/dL, Glucose 70mg/dL가 확인되었다. 어떻게 해야 할까?

음… 이번에는 Seizure가 동반되어 있네요.

환자는 수일에 걸쳐 증상이 악화되었고, 오늘 아침 Seizure를 한 차례 하고 나서 의식이 저하된 상태로 응급실에 왔어요. 세균성 뇌수막염에서도 이러한 임상 양상을 보일 수 있지만, 뇌척수액검사 결과를 보니 CSF 압력이 조금 높고 WBC에서 감염 소견이 있는 것 외에는 크게 이상이 없네요. 이런 경우는 뇌염의 가능성을 생각해 볼 수도 있어요.

뇌수막염과 뇌염의 차이는 무엇인가요?

뇌수막에 염증이 생겼으면 뇌수막염, 이 염증이 뇌 실질까지 침범했으면 뇌염이라고 해요. 뇌염에서는 발열, 두통과 함께 구역, 구토, 의식저하, 발작, 국소 신경학적 결손 등의 증상이 동반될 수 있어요.

대부분 바이러스로 인해 발생하는데, 그중에서도 단순헤르페스뇌염(Herpes simplex encephalitis)이 가장 흔해요. 드물게 세균이 뇌 실질을 침범하는 경우도 있고, 바이러스나 세균 등의 병원체와 관계없이 자가면역이상으로 인해 뇌염이 발생할 수 있어요.

바이러스성 뇌수막염은 대증치료만 이루어졌었는데, 바이러스성 뇌염은 어떻게 치료하나요?

단순헤르페스뇌염에서 항바이러스제인 Acyclovir를 사용하는데, 빨리 사용할수록 예후가 좋다고 알려져 있기 때문에 검사 결과가 나오기 이전에 미리 투여할 수 있어요. 임상 양상으로 세균성 뇌수막염과 감별이 힘든 경우에는 항생제를 병용 투여하기도 해요.

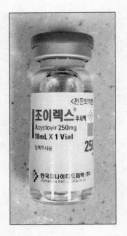

단순헤르페스뇌염에서 Acyclovir를 사용하는 경우에는 10mg/kg을 하루 3회 정맥주사 하며, 보통 10일간 투여하지만 환자 상태에 따라 14일 혹은 21일까지 투여하는 경우도 있어요. 투여 방법은 병원마다 다를 수 있는데, 보통 250mg 기준 50ml 이상의 Normal saline 수액에 희석하여 최소 1시간 이상 점적 주입해야 해요. Acyclovir 투여 시, 신기능 손상을 유발할 수 있기 때문에 예방을 위해 N/S hydration해 주거나 경구로 수분 섭취를 격려해요.

! **잠깐** **Acyclovir 투여 방법**

신규 간호사가 Acyclovir 투여 방법을 제대로 숙지하지 못해 N/S 희석 용량을 적게 하거나, 빠르게 Drip 하는 경우가 흔히 있어요. 이 부분을 간과하지 말고 꼭 최소 희석 용량과 점적 주입 시간을 유의하여 투여해야 해요.

> • **처방 예시**
>
> **[지시처방]**
>
> - 환자 몸무게: 50kg
>
> **[주사약]**
>
> - Zoylex inj. 250mg/10ml 2V IV 8HR (※ Over 2hr)
> - Normal saline inj. 250ml 1BAG IV 8HR (※ Over 2hr)

이 처방 예시를 보면 몸무게가 50kg인 환자에게는 500mg의 약물을 투여해야 하고, 1vial당 250mg 함량이므로 2vial이 처방 난 것을 알 수 있어요. 이것을 250ml의 Normal saline 수액에 Mix하여 하루 3회 투여하는 거예요. 그러면 Acyclovir 10ml*2 + N/S 250ml = 총 270ml를 2시간 동안 투여해야 하므로 1시간에는 135ml가 들어가겠죠? mgtt = 1시간당 주입량을 의미하므로 135mgtt로 주입하면 돼요.

5 벨 마비(Bell's palsy)

Case

Lt. facial palsy를 주호소로 입원한 환자.

3일 전부터 왼쪽 얼굴이 어둔한 느낌이 들었고, 식사 시 맛도 잘 느껴지지 않는다고 하였다. 신체검진상 입모양이 비대칭이었고, 왼쪽 눈이 덜 감겼으며 왼쪽으로 이마주름이 만들어지지 않는 등 얼굴의 왼쪽 반으로 마비가 관찰되었다. 어떤 질환을 의심할 수 있을까?

이마까지 마비가 있고, 다른 신경학적 이상증상이 없는 것으로 보아 말초성 안면마비인 것 같아요!

맞아요. 이전에 함께 공부한 것처럼 안면마비는 중추성과 말초성으로 나눌 수 있는데, 이를 확인하기 위해서는 얼굴 표정을 잘 살펴봐야 해요. 환자는 왼쪽 얼굴 위아래로 모두 마비가 관찰되므로 말초성 안면마비를 의심할 수 있어요.

말초성 안면마비가 나타나는 가장 흔한 질환으로 벨 마비가 있는데, 진단을 위해서는 안면마비를 일으킬 만한 다른 원인이 없어야 해요.

그렇군요. 말초성 안면마비는 어떤 원인에 의해 나타나는 건가요?

말초성 안면마비는 얼굴신경의 손상으로 인해 나타나는데, 그중 벨 마비는 병측 안면신경의 부종과 염증, 혹은 바이러스 감염에 의해서 생기는 것으로 추정하고 있으나 원인이 불분명한 경우가 대부분이에요.

Ramsay-Hunt syndrome(람세이-헌트 증후군)은 대상포진바이러스에 의해 발생하는데, 안면마비 외에도 외이도에 대상포진 병변이 관찰되고 이통과 청각과민 또는 청력저하가 나타날 수 있어요. 그러니까 안면마비로 입원한 환자는 혹시 귀에 통증이나 피부병변이 없는지 관찰해야 해요.

그 밖에 결핵, HIV(Human Immunodeficiency Virus, 사람면역결핍바이러스) 감염, 얼굴신경을 압박하는 종양이나 뇌동맥류 등에 의해서도 말초성 안면마비가 나타날 수 있어요.

선생님! 환자 앞으로 Brain MRI와 신경전도검사가 처방 났어요.
말초성 안면마비라도 MRI를 필수로 시행해야 하나요?

 말초성 안면마비에서 뇌영상검사가 필수적이지는 않지만 다른 증상이 동반되어 있거나 진단
이 불확실한 경우에는 다른 원인을 배제하기 위해 시행하기도 해요.

 신경전도검사로는 어떤 정보를 알 수 있나요?

 안면신경전도검사로 말초성 안면마비를 정확하게 진단할 수 있고, 얼굴신경이 손상된 정도를
파악하여 예후를 판정할 수 있어요. 초기 검사 후, 신경 손상이 가장 악화되는 시점인 증상 발
생 2주 이내에 재검사를 시행할 수 있어요.

 말초성 안면마비는 어떻게 치료하나요?

 신경 손상이 경미한 경우에는 아무런 치료 없이 자연적으로 호전되기도 하지만, 회복이 완전
하지 않거나 일부 환자에게서는 마비가 영구적으로 남을 수 있기 때문에 신경 손상을 최소화
하기 위해 모든 환자에게 Steroid 치료가 권장돼요.

증상이 발생한 지 일주일 안에 치료를 시작해야 효과가 있고, 조기에 시작할수록 그 효과가
크다고 알려져 있어 대개 입원 후 치료를 바로 시작해요.

· 처방 예시

[지시처방]

〈Mx〉

- Check BST 4/day

[경구약]

- Solondo tab. 5mg 12T D
- Almagel-F susp. 1.5g/15ml/PK 1PK TA

[진단검사의학]

- [PRN] Glucose (현장검사)

선생님! Prednisolone 12T를 한꺼번에 복용하는 것이 맞나요?

 네. 보통 초기 용량으로 Prednisolone 60mg을 5일 동안 복용하고, 이후 5일에 걸쳐 50mg, 40mg, 30mg, 20mg, 10mg으로 용량을 점차 줄여 나갈 거예요.

환자가 많은 양의 스테로이드제를 한꺼번에 복용함에 있어 거부감을 표현할 수 있는데, 치료를 위해 일시적으로 고용량을 사용할 것이고 서서히 감량할 예정이라는 것을 알려주면 좋겠죠?

 그런데 용량을 점차 줄여 나가는 이유는 무엇인가요?

 드물지만 Steroid를 중단했을 때 나타날 수 있는 금단증상을 예방하기 위해서 용량을 서서히 감량하는 거예요. 금단증상으로는 피로감, 관절통, 근육통, 두통, 감정 변화, 위장증상 등이 알려져 있으며 복용 기간이 길거나 빠르게 감량하는 경우에 발생할 수 있어요.

 스테로이드제와 함께 BST가 처방 났어요.
환자는 당뇨 과거력이 없는데 왜 BST를 측정해야 하나요?

 Steroid는 간에서 포도당 합성을 증가시키는 작용을 하여 Steroid를 사용하는 동안 일시적으로 혈당 조절이 잘 안될 수 있어요. 그래서 당뇨가 없는 환자라도 BST를 측정하여 혈당의 변화를 관찰하는 것이죠.

특히 이전에 당뇨가 있던 환자는 더욱 주의가 필요한데, Steroid가 인슐린 저항성을 일으킬 수 있기 때문에 경구로 혈당강하제를 복용하던 환자에게 인슐린을 투여하거나, 인슐린을 투여하던 환자는 용량을 조절해야 하는 경우도 있어요.

혈당 조절이 갑자기 안 되면 환자가 불안해할 수 있는데, 보통 Steroid 치료를 중단하면 이전의 혈당 수준으로 돌아오기 때문에 환자에게 이를 설명해 주어야 해요.

 아! Steroid 치료를 하는 환자는 BST를 주의해서 관찰해야겠군요!
또 다른 부작용으로는 어떤 것들이 있나요?

 가장 흔하게는 오심, 구토, 속 쓰림 등이 나타날 수 있는데 이를 예방을 위해 제산제를 함께 투약하기도 해요. 처방을 보면 Almagate를 매 식전 복용하도록 되어있는 것을 알 수 있죠?

그 밖에도 전신으로 부종이 생기거나 피부발진, 안면홍조 등이 발생할 수 있고 식욕을 증가시켜 체중이 늘 수 있어요. 또한 임상에서 환자들이 많이 호소하는 증상 중 하나가, 밤에 각성이 되어 오히려 잠이 안 오고, 정신이 또렷해진다고 이야기하기도 해요.

선생님! 그런데 바이러스로 인해 얼굴신경에 손상이 있는 것이라면 항바이러스제를 치료제로 사용하지는 않나요?

 몇몇 논문에서는 Steroid와 함께 항바이러스제를 같이 사용하면 Late sequelae(후기 후유증)를 줄인다는 보고가 있어 병원에 따라 예방적으로 같이 사용하는 경우도 꽤 있지만, 일반적으로 항바이러스제 단독요법으로는 사용하지 않아요.

 그렇군요. 안면마비 환자를 위해 제가 할 수 있는 간호는 무엇이 있을까요?

 눈이 잘 감기지 않는다고 하면 각막에 손상이 있을 수 있으므로 처방된 인공누액을 점안하도록 하고, 특히 수면 시 마비가 있는 쪽 눈꺼풀에 종이테이프를 붙이거나 안대를 사용하여 눈을 닫아주어야 해요. 또한 마비가 심한 경우에는 음식을 먹을 때에도 불편할 수 있기 때문에 유동식으로 식이 변경이 가능함을 알려주고 환자가 선택할 수 있도록 하는 것이 좋아요. 또한 안면마비는 환자의 신체상에 많은 영향을 주어 그로 인해 우울감을 느낄 수 있기 때문에 세심한 관찰이 필요해요.

MEMO

6

길랑-바레 증후군(Guillian-Barre Syndrome, GBS)

Case

사지의 위약감을 주호소로 입원한 환자.

2일 전 갑자기 양하지에 힘이 빠지더니 점차 위약감이 심해지는 양상이었고, 내원 당일 상지까지 힘이 빠지기 시작하여 내원하였다. 양쪽 상하지 모두 Motor G4-로 누가 부축을 해줘야만 겨우 걸을 수 있는 정도였고, 감각장애는 호소하지 않았다. 환자는 일주일 전 설사가 지속되어 내과 의원에서 장염 약을 복용하였으나 그 외의 특별한 과거력은 없었다. 어떤 질환을 의심할 수 있을까?

음… 일단 갑자기 힘이 빠졌다고 해서 뇌졸중이라고 생각했는데,
뇌졸중이라고 하기엔 사지에서 모두 근력저하가 있는 것이 이상해요.

네, 일반적으로 뇌졸중에서는 근력저하가 편측으로 갑자기 나타나죠.

근력저하는 뇌졸중뿐만 아니라 말초신경병이나 근육병 등에서도 나타날 수 있는데, 이 환자는 하지에서 시작된 근력저하가 상지까지 이틀에 걸쳐 급성으로 진행한 것을 볼 수 있어요.

정확한 것은 검사를 해봐야 알겠지만, 이와 같이 사지의 대칭성 이완마비가 빠르게 진행하는 경우, 가장 흔한 원인 질환으로 길랑-바레 증후군을 의심할 수 있어요.

길랑-바레 증후군에 대해 자세히 설명해 주세요!

길랑-바레 증후군은 급성으로 발생하는 말초신경의 자가면역질환이에요.

말초신경병은 침범 부위에 따라 초점, 다초점, 다발신경병으로 나눌 수 있는데, 이 중에서 길랑-바레 증후군은 신경학적 결손이 광범위하고 대칭적으로 나타나는 다발신경병(Polyneuropathy)에 해당돼요.

가장 전형적인 증상은 앞서 말한 것처럼 하지에서 시작하여 상지로 진행하는 근력저하로, 빠르게 악화되어 4주 이내 가장 심한 상태까지 도달하게 해요.

이 외에 심부건반사가 소실되는 특징이 있고, 감각장애나 통증이 동반될 수 있어요. 또한 뇌신경마비가 나타날 수 있는데, 양쪽 얼굴신경마비가 가장 흔하며 안근마비 혹은 연수마비로 나타나기도 해요.

환자는 일주일 전 장염증상이 있었는데, 그것도 길랑-바레 증후군과 관련이 있을까요?

 길랑-바레 증후군 환자의 60~70%에서 근력저하가 나타나기 1~2주 전부터 상기도감염이나 설사와 같은 감염증상이 선행한다고 해요. 또한 백신 접종에 의해서도 길랑-바레 증후군이 발생할 수 있는데, 감염이나 백신에 의해 만들어진 자가항체가 말초신경을 공격하여 질병을 일으키는 것이죠.

 그렇군요. 길랑-바레 증후군으로 의심되는 환자가 입원하면 어떤 검사를 시행하게 되나요?

 진단을 위해 뇌척수액검사와 신경전도검사를 시행해요.

뇌척수액검사에서 염증세포 수는 증가하지 않고 단백질만 증가하는 소견을 보이며, 신경전도검사에서는 아형에 따라 탈수초 혹은 축삭신경병의 형태를 보이기 때문에 이를 통해 길랑-바레 증후군을 진단하고 아형을 구분할 수 있어요.

 길랑-바레 증후군의 아형은 어떤 것이 있나요?

 길랑-바레 증후군의 아형 중에서 가장 대표적인 AIDP(Acute Inflammatory Demyelinating Polyneuropathy, 급성염증탈수초다발신경병)에서는 신경전도검사상 탈수초신경병을 시사하는 소견을 보이고, 또 다른 아형 중 하나인 AMAN(Acute Motor Axonal Neuropathy, 급성운동축삭신경병)에서는 운동신경에 국한한 축삭신경병의 형태가 나타나요.

하지만 발병 1주일까지는 뇌척수액검사와 신경전도검사 모두 정상으로 나타날 수 있어서 신경전도검사는 여러 번 시행하게 될 수 있고, 처음 검사에서 이상이 나오지 않더라도 임상적으로 길랑-바레 증후군이 의심되면 치료를 시작해요.

Case

환자는 입원 이후 주관적으로 느끼는 위약감이 점점 심해지는 것 같다고 호소하였고, 다음 날 아침 양쪽 상지 모두 Motor G2까지 저하된 것을 확인할 수 있었다. 양쪽 얼굴에 마비가 나타나 말을 하기 어려워하였고, 눈도 잘 감기지 않는 모습이었다. 어떻게 해야 할까?

증상이 이렇게 급격히 나빠지면 당황스러울 것 같아요.

맞아요. 길랑-바레 증후군은 이처럼 증상이 급격히 악화될 수 있어요. 빠르면 하루 이내, 최장 4주 이내 가장 심한 상태까지 진행될 수 있죠. 따라서 처음에 걸어 왔던 환자도 하루 사이에 몸을 전혀 움직이지 못하게 될 수 있기 때문에 환자의 상태를 자주 확인해 주는 것이 좋아요.

또 주의해서 살펴봐야 할 사항이 있을까요?

약 25%의 환자에서는 호흡근 마비로 인해 인공호흡까지 필요할 수 있어서 호흡기 쪽 과거력이 없거나 젊은 환자라도 V/S 측정할 때 SpO2도 함께 측정하는 것이 필요하고, 당연히 증상도 수시로 살펴야 해요. 또한 자율신경기능 이상으로 인해 혈압과 맥박이 조절되지 않거나 부정맥이 생길 수 있기 때문에 이에 대한 모니터링도 필요하죠.

따라서 이렇게 증상이 급격히 나빠지는 시기에는 ICU에서 집중관찰하기도 해요.

생각보다 신경 써야 할 부분이 많네요. 길랑-바레 증후군은 치료가 어떻게 이루어지나요? 이렇게 증상이 악화된 경우에도 회복이 가능한가요?

길랑-바레 증후군은 자가면역질환이기 때문에 면역치료가 이루어져요.

혈장분리교환술(Plasmapheresis) 또는 고용량의 면역글로불린정맥주사(Intra-Venous Immunoglobulin, IVIg)를 고려할 수 있는데, 임상에서는 주로 특별한 장비가 필요하지 않은 IVIg를 많이 사용하고 있어요.

혈장분리교환술과 IVIg 모두 증상이 시작되고 나서 2주 안에 치료를 시작하면 효과가 있는 것으로 알려져 있어요.

두 가지 치료법 모두 생소한데요, 혈장분리교환술은 무엇인가요?

혈장분리교환술은 환자의 혈액을 빼내어 질병을 유발하는 자가항체 등의 유해한 혈장단백질을 제거한 뒤 나머지 혈액 성분을 다시 환자에게 주입하고, 알부민 또는 FFP(Fresh Frozen Plasma, 신선동결혈장) 등 대체 용액을 보충해 주는 치료법이에요. 혈액투석과 비슷하다고 생각하면 쉬워요.

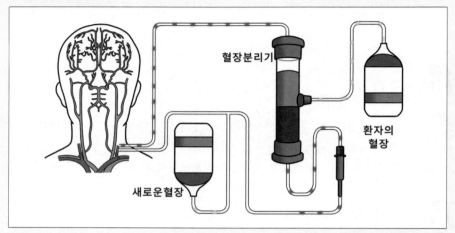

 자가항체를 제거하면 확실한 치료 방법이 될 수 있겠네요. 그런데 임상에서는 IVIg를 더 많이 사용한다고 하셨는데, 혈장분리교환술과 효과는 비슷한가요?

 IVIg는 자가항체를 중화하고 새로운 항체 생성을 억제하는 작용을 하는데, 여러 연구에 의하면 혈장분리교환술과 효과 면에서 차이가 없다고 해요.

> • **처방 예시**
> **[지시처방]**
> - 환자 몸무게: 50kg
>
> 〈Mx〉
> ▶ IVIG #1 ◀
> 1) Initial V/S check
> 2) Premedication: Peniramin 1A + Cortisolu 1V
> 3) Start 0.01ml/kg/min and V/S check q 15min * 2회
> 4) 0.02ml/kg/min 증량 and V/S check q 30min * 2회
> 5) 0.04ml/kg/min 증량 and V/S check q 1hr * 2회
> 6) 0.06ml/kg/min 증량 and V/S check q 4hrs
>
> **[주사약]**
> - Peniramin inj. 4mg/2ml/A 1A IV (※ Premedication)
> - Cortisolu 100mg 1V IV (※ Premedication)
> - IV Globulin SN inj. 2.5g/50ml 8V IV

IVIg가 처방 났어요. 어떻게 투여해야 하나요?

 길랑-바레 증후군에서 IVIg는 총 2g/kg를 하루에 0.4g/kg씩 나누어 5일간 투여해요.

이 처방을 보면 몸무게가 50kg인 환자에게 총 100g의 약물이 필요한데, 1vial당 2.5g 함량이므로 총 40vial이 들어가야 하고, 이것을 5일에 걸쳐 투여하니까 하루에 8vial이 들어가는 것을 알 수 있어요.

 IVIg 투여 속도는 V/S에 따라 증량하도록 처방되어 있어요.

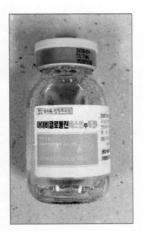

IVIg 약물의 주입 속도는 병원에 따라 다를 수 있지만, 보통 처음 30분간 0.01~0.02ml/kg/min로 주입하다가 0.06ml/kg/min까지 단계적으로 투여 속도를 올리게 돼요.

처방에서는 1분당 0.01ml * 50kg = 0.5ml로 투여를 시작하는 거니까 시간으로 계산하면 0.5ml * 60min = 30ml/hr = 30mgtt로 Infusion rate 설정 후 15분 간격으로 V/S f/u하면서 부작용 여부를 살피고, 이상이 없으면 다음 단계로 속도를 올리면 돼요.

① 0.01ml * 50kg = 0.5ml → 0.5ml * 60min = 30ml/hr = 30mgtt
② 0.02ml * 50kg = 1.0ml → 1.0ml * 60min = 60ml/hr = 60mgtt
③ 0.04ml * 50kg = 2.0ml → 2.0ml * 60min = 120ml/hr = 120mgtt
④ 0.06ml * 50kg = 3.0ml → 3.0ml * 60min = 180ml/hr = 180mgtt

이 외에 일정 주입 속도를 유지하거나 하루치 약물을 24시간 동안 연속적으로 투여하는 경우도 있는데, 이때도 마찬가지로 약물이 주입되는 동안에 환자의 상태를 유심히 관찰하는 것이 필요해요.

(!) 잠깐 **IVIg 투여 시 주의사항**

IVIg는 냉장보관이 필요하며, 개봉 후에는 1시간 이내에 투약해야 해요.

또한 5% 포도당 외에 다른 약물과 혼합 주사하면 안 되는데, 만약 Main fluid로 N/S 수액이 들어가고 있는 경우에 IVIg를 투여하기 위해서는 반대쪽 팔에 IV line이 하나 더 필요하겠죠.

IVIg는 고가약으로 약물이 끝까지 모두 주입될 수 있도록 신경 써 주어야 하는데, Infusion line으로 Air가 차서 Air 알람이 울리는 경우가 정말 많아요. 따라서 자주 라운딩하며 투여 상황을 관찰해야 해요.

 IVIg 투여 전, Premedication으로 항히스타민제와 스테로이드제 처방이 있는데, 부작용 예방을 위해 투여하는 건가요?

 네, 맞아요. IVIg의 부작용은 드물기는 하지만 두통, 근육통, 오한 등 독감 유사 증후군이 있을 수 있고 무균성 뇌수막염, 급성 신부전, 아나필락시스 쇼크, 혈전색전성 질환 등의 심각한 부작용까지 발생할 수 있어 투여하는 동안 주의가 필요해요. 따라서 부작용 예방을 위해 항히스타민제, 스테로이드제 등의 약물을 사용할 수 있어요.

만약 IVIg 투여 도중에 이상 반응을 호소하면 약물 주입을 중단하고 V/S 측정 후 의사에게 노티해요.

MEMO

7

중증근무력증(Myasthenia Gravis, MG)

Case

약 한 달 전부터 발생한 좌안의 Ptosis(안검하수), Diplopia(복시)를 주호소로 입원한 환자. 아침에는 비교적 증상이 경미하지만 오후가 될수록 점점 심해지는 양상이며, 잠시 휴식을 취하면 다시 나아진다고 하였다. 어떤 질환을 의심할 수 있을까?

안검하수와 복시가 나타났으니까 눈돌림신경에 문제가 있는 게 아닐까요?

물론 뇌신경마비에 의해서도 이러한 증상이 나타날 수 있지만, 환자는 증상이 지속되는 것이 아니라 오후에 심해져요. 그리고 휴식을 취하면 호전되는 양상을 보이기 때문에 이런 경우에는 중증근무력증을 의심해 볼 수 있어요.

중증근무력증이라면 근력이 약해지는 질환으로 알고 있는데, 사지에 근력저하 없이 눈 쪽으로만 증상이 나타날 수도 있나요?

중증근무력증 초기에 주로 안검하수 또는 복시가 첫 증상으로 나타나요. 안검하수는 눈꺼풀을 들어올리는 근육이 약해져서 나타나는 증상이고, 이로 인해 복시까지 생길 수 있어요. 근력저하는 대부분 전신으로 진행하게 되지만, 환자의 약 15%는 안구 관련 증상만 장기간 지속될 수도 있어요.

그렇군요. 그런데 증상이 왜 오후에 더 심해지는 건가요?

중증근무력증은 아세틸콜린수용체에 대한 자가항체의 공격으로 인해 신경근육전달장애가 발생하는 자가면역질환이에요. 쉽게 말하면 신경에서 근육으로 정보 전달이 차단되어 근육의 힘이 약해지는 것이죠.

이러한 작용은 근육활동이 지속될수록 심화되는 특징이 있는데, 이를 피로현상이라고 해요. 그래서 이 케이스의 환자처럼 밤 사이 수면을 취하고 일어난 아침에는 증상이 경미하고, 지속적인 활동을 하고 난 오후에는 증상이 악화되는 경향을 보여요.

아! 그러니까 눈을 뜨고 감으면서 일상생활을 지속하는 것 자체가 일종의 근육활동이라고 볼 수 있겠네요.

 맞아요. 그래서 오후가 될수록 증상이 심해지는 것이죠. 이러한 특징을 이용하여 신체검진 시, 위쪽을 계속 응시하게 한 후에 안검하수나 복시가 생기는지를 보거나, 팔다리를 계속 들고 있거나 운동을 반복하였을 때 근력저하가 발생하는지를 관찰하기도 해요.

 그러면 안구 관련 증상 외에 다른 증상은 어떻게 나타날 수 있나요?

 증상은 구음장애, 연하곤란, 사지 근력저하 등 다양하게 나타날 수 있고, 심하면 호흡근까지 침범하여 호흡마비가 발생할 수 있어요.

 중증근무력증에서 나타나는 특징적인 증상 외에 진단을 위해 시행할 수 있는 검사로는 어떠한 것들이 있나요?

 먼저 반복신경자극검사를 시행할 수 있는데, 운동신경에 전기자극을 반복적으로 준 후에 진폭에 변화가 있는지 보는 검사로 Jolly test라고도 해요. 진폭이 감소하면 양성으로 판정하며, 중증근무력증에서 양성반응을 확인할 수 있어요.
또한 근섬유의 활동전위를 관찰하여 신경근이음부의 기능을 평가하는 단일섬유근전도검사를 시행할 수 있어요.

 선생님! 주치의가 Ice pack을 준비해 달라고 해요. 열은 없었는데 왜 그런 거죠?

 중증근무력증에서 안검하수 또는 복시가 있는 쪽 눈의 눈꺼풀에 Ice pack을 2분 정도 대고 있으면 증상이 호전되는 것을 관찰할 수 있는데, 이를 진단에 활용할 수 있기 때문이에요. 근육을 차게 하면 신경근육전달이 촉진되어 증상이 호전된다고 해요.

 환자 앞으로 Atropine과 Neostigmine 주사제가 처방 났어요. 왜 처방이 난 걸까요?
지금 바로 투약하면 될까요?

 Atropine과 Neostigmine은 중증근무력증이 의심되는 환자에게 항콜린에스테라아제검사를 시행하기 위해 처방된 약물이라서 처방 난 즉시 투여하면 안 돼요! 약물을 준비해 놓았다가 검사를 시행할 때 투여해야 해요.

항콜린에스테라아제검사는 무엇인가요?

 항콜린에스테라아제는 신경근이음부에서 아세틸콜린의 작용을 강화하는 역할을 하는데, 이로 인해 중증근무력증에서 일시적으로 근위약이 호전되는 효과가 있어요. 따라서 항콜린에스테라아제 약물을 투여했을 때 증상의 호전 여부를 중증근무력증의 진단에 활용하는 것이죠.

Neostigmine은 항콜린에스테라아제검사에 사용하는 약물로 투여 시 복통, 설사, 구토, 저혈압, 서맥, 호흡곤란 등의 부작용이 나타날 수 있어 예방적으로 Atropine을 투여해요.

① Atropine 0.4~0.8mg IM
② Neostigmine 1.5mg IM or 0.5mg IV
③ Neostigmine 투여 후 15분 간격으로 1시 간 동안 증상의 호전 여부를 관찰

Neostigmine 투여 후 약 15분부터 증상이 호전되기 시작하며, 이후 15분 간격으로 환자의 상태를 관찰해야 해요. 검사 시에는 반드시 Patient monitor를 통하여 V/S과 EKG를 모니터링해야 하고, 응급상황에 대비하기 위해 처치실에서 검사를 시행해요.

 그렇군요. 그러면 항콜린에스테라아제를 치료약물로도 사용할 수 있겠네요!

 네, 맞아요! 일차약제로 항콜린에스테라아제를 사용하는데, 경구약으로는 흔히 Pyridostigmine을 사용해요. 주사제와 마찬가지로 복통, 설사 등의 부작용이 흔히 나타날 수 있으므로 환자에게 미리 설명해 주고 증상을 살펴보는 것이 좋아요.

Pyridostigmine 복용 후에도 증상이 호전되지 않으면 Prednisone, Prednisolone 혹은 면역억제제를 투여할 수 있어요.

• 경과기록지

[Objective Data]
Anti-AchR Ab: 21.21
아세틸콜린수용체 항체(Acetylcholine receptor antibody)

Jolly test:
These findings are indicative of neuromuscular junction disorder such as in generalized type myasthenia gravis.
반복신경자극검사상 전신중증근무력증과 같은 신경근이음부 질환으로 사료됨.

Neostigmine test: Positive
항콜린에스테라아제검사 양성

PFT: Spirometry - moderate obstructive pattern
폐기능검사(Pulmonary function test): 폐활량검사상 중등도의 폐쇄성 양상

VFSS: RD까지 식이 진행 가능
비디오투시연하검사: 일반식(Regular diet) 가능

[Impression]
MG

[Plan]
Pyridostigmine try
Chest CT

이 경과기록지를 보면 중증근무력증 진단을 위해 여러 가지 검사를 시행한 것을 알 수 있어요. 항아세틸콜린수용체 항체는 정상인의 혈액에서는 발견되지 않는 자가항체인데 환자는 21.21로 나타났고, 반복신경자극검사상에서도 중증근무력증에 합당한 소견이 나왔네요. Neostigmine을 이용한 항콜린에스테라아제검사에서도 양성 반응이 있었는데, 약물 투여 시 증상의 호전이 있으면 양성으로 판단해요.

전신중증근무력증이란 안구 증상 외에도 여러 전신 증상이 나타나는 것을 말하는데 그중에서도 호흡장애에 대한 평가를 위해 폐기능 검사를 시행한 것을 알 수 있어요. 폐활량검사에서 폐쇄성 양상이 있는 것은 숨을 잘 내쉬지 못한다는 뜻인데, 지금 당장 눈에 보이는 증상이 없더라도 항상 환자를 주의 깊게 관찰하고 V/S 측정 시 특히 RR, SpO2를 정확하게 측정해야겠죠.

VFSS상에서는 일반식이 가능하다고 하였으므로 환자가 원하는 식이를 제공하되, 식사 시 연하곤란 증상이 나타나지 않는지 살펴보아야 해요.

약물치료 외에 다른 치료 방법이 더 있을까요?

 중증근무력증이 갑자기 악화되면 면역글로불린정맥주사 혹은 혈장분리교환술을 고려할 수 있어요.

또한 중증근무력증 환자의 약 65%에서 흉선과다형성(Thymic hyperplasia), 15%에서 흉선종(Thymoma)이 동반된다고 알려져 있어요. 따라서 흉부 CT를 통하여 흉선이상을 확인한 후 흉선종이 동반된 모든 환자는 흉선절제술(Thymectomy)이 필요하며, 필요에 따라 방사선치료 혹은 항암화학요법까지 시행할 수 있어요.

흉선은 출생 시부터 발달하여 사춘기 이후 퇴화되는 신체 기관인데, 성인이 되어서도 흉선이 남아있으면 면역체계에 이상을 일으킬 수 있어요. 따라서 흉선절제 시 중증근무력증의 증상 개선에 도움을 줄 수 있어 흉선종이 없는 환자에게도 흉선절제술을 시행하기도 해요.

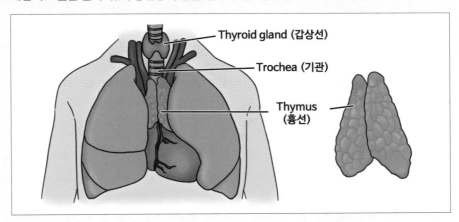

 아, 중증근무력증이 의심되는 환자의 흉부 CT를 촬영하는 이유가 궁금했는데,
그런 이유 때문이었군요!

 네. 갑자기 흉부 CT를 찍는다고 하면 환자분이 거부할 수 있기 때문에 검사를 시행하는 정확한 이유를 알고 설명할 수 있어야 해요.

Case

1년 전부터 악화된 근력저하를 주호소로 입원한 환자.

처음에는 손가락 힘이 약해져서 미세한 동작을 할 때 어려움을 겪는 정도였으나 점차 팔다리의 힘까지 약해졌고, 발음도 어눌해졌다고 한다. 6개월 전부터는 스스로 걷지 못하고 휠체어로 이동하게 되었다.

내원 당시 전반적인 근위축이 관찰되었고 감각장애는 호소하지 않았다. 심부건반사는 사지에서 모두 항진되어 있었고 바빈스키반사가 양쪽에서 나타났다. 어떤 질환을 의심할 수 있을까?

전반적으로 근력저하와 근위축이 있네요. 증상만 봐서는 어떤 질환인지 감이 안 잡혀요.

이 케이스에서 특징적인 증상을 살펴보면, 근력저하와 근위축뿐만 아니라 심부건반사가 항진되어 있고 바빈스키반사가 나타났다는 것에 주목해 볼 수 있어요.

바빈스키반사는 상위운동신경세포가 손상되었을 때, 근력저하와 근위축은 하위운동신경세포가 손상되었을 때 나타날 수 있는 증상이에요. 환자는 상위운동신경세포 증상과 하위운동신경세포 증상이 함께 관찰되고, 점차 진행하는 양상을 보이므로 근위축측삭경화증의 가능성을 생각해 볼 수 있어요.

상위운동신경세포와 하위운동신경세포가 손상되었을 때 나타날 수 있는 증상이 각각 다르군요!

우리가 운동을 하기 위해서는 대뇌의 운동 명령이 근육까지 전달되어야 해요. 이 과정을 간단히 살펴보면 대뇌피질에서 상위운동신경세포를 통해 연수 및 척수까지 명령을 전달하고, 이는 다시 하위운동신경세포를 통해 근육에 이르러 근수축이 일어나요.

상위운동신경세포가 손상되면 강직성 마비와 비정상적인 반사 반응이 나타나고 연하장애, 구음장애와 같은 연수마비 증상이 발생할 수 있으며, 하위운동신경세포가 손상될 때에는 근육의 이완성 마비 및 근위축, 근경련이 나타나죠.

근위축측삭경화증에서는 상위운동신경세포와 하위운동신경세포가 모두 손상되는 건가요?

 네, 맞아요. 근위축측삭경화증은 운동신경세포만 선택적으로 사멸하는 운동신경세포병(Motor neuron disease) 중 가장 대표적인 질환으로, 상위운동신경세포와 하위운동신경세포를 모두 침범하는 특징이 있어요.

초기 증상으로 편측 팔다리의 위약 및 위축이 나타나 점차 전신으로 퍼지고, 결국 호흡근까지 마비되어 평균 3~4년 이내에 사망하게 돼요.

 증상이 생기고 나서 사망에 이르기까지의 기간이 매우 짧은데, 진단이 조기에 이루어져야 할 것 같아요. 진단을 위해서 어떤 검사가 시행되나요?

 안타깝게도 아직까지 근위축측삭경화증을 확진할 만한 특이적인 검사는 없지만, 신경전도검사 및 근전도검사를 통해 운동신경세포 손상의 증거를 확인하고 비슷한 증상을 일으킬 수 있는 다른 질환을 배제함으로써 진단이 이루어져요. 필요에 따라 영상검사, 뇌척수액검사 등을 시행할 수 있어요.

 그렇군요. 그러면 치료는 어떻게 이루어지나요?

 발병 원인이 아직 명확하게 밝혀지지 않았기 때문에 완치 또는 병의 진행을 막기 위한 치료 방법도 특별히 없는 상태예요.

운동신경세포를 보호하는 약물로 Riluzole이 있지만 효과는 생존 기간을 몇 개월 연장하는 정도이고, 최근에는 주사제로 Edaravon을 사용하기도 하나 아직 치료 효과가 입증되지는 않았다고 해요.

따라서 근위축측삭경화증에서는 대증치료와 합병증을 예방하기 위한 치료가 주로 이루어져요. 연하곤란으로 인해 폐렴이 생길 위험이 높으므로 L-tube 혹은 PEG(Percutaneous Endoscopic Gastrectomy, 경피적내시경위조루술) 등을 통해 경관영양을 고려할 수 있어요. 병이 진행되면서 결국 호흡마비가 나타나게 되므로 호흡기능을 정기적으로 평가하여 필요시 인공호흡을 시행하게 됩니다.

Case

2~3년 전부터 서서히 진행된 기억력 저하를 주호소로 입원한 환자.

처음에는 날짜를 헷갈리거나 해야 하는 일을 잊는 정도였으나 최근 대화 도중 상대가 한 말이 생각나지 않아 같은 질문을 반복하고, 며칠 전에는 장을 보고 집에 돌아오다가 길을 잃어버린 일이 있어 검사를 위해 내원하였다. 어떤 질환을 의심할 수 있을까?

기억력이 점점 나빠지는 걸 보니 치매를 의심할 수 있을 것 같아요.

맞아요. 치매란 다양한 질환에 의해 기억장애를 비롯한 여러 인지영역에 장애가 나타나 일상생활 및 사회적인 역할 수행에 지장을 주는 상태를 말해요.

치매 증상을 나타내는 질환으로는 가장 대표적인 알츠하이머병 외에 혈관치매, 레비소체치매, 전두측두엽치매 등이 있어요.

아, 그러니까 치매 자체가 질환명이 되는 것은 아니군요. 알츠하이머병은 많이 들어봤는데, 이외에는 생소해요. 치매 증상을 나타내는 다른 질환이 알츠하이머병과 다른 점은 무엇인가요?

먼저 치매의 종류에 대해서 하나씩 알아보도록 해요.

알츠하이머병(Alzheimer's disease)은 치매를 유발하는 가장 흔한 원인 질환으로, 전체 치매의 약 70%를 차지한다고 해요. 대뇌피질세포가 점차 소실되어 기억장애를 비롯한 전반적인 인지기능장애와 행동장애가 나타날 수 있어요.

혈관치매(Vascular dementia)는 뇌혈관질환으로 인해 치매가 발생하는 경우를 말하며, 알츠하이머병과 임상 양상은 비슷하지만 뇌혈관질환에 대한 치료를 통해 예방이 가능하고 더이상의 진행을 억제할 수 있다는 차이가 있어요.

레비소체치매(Dementia with Lewy Bodies, DLB)는 알츠하이머병에서 나타나는 인지기능장애와 파킨슨병에서 나타나는 운동증상이 함께 동반되어 있어 알츠하이머병과 파킨슨병의 중간 단계로 보기도 해요. 반복적인 환시가 특징적으로 나타날 수 있어요.

전두측두엽치매(Fronto-Temporal Dementia, FTD)는 말 그대로 전두엽과 측두엽의 신경세포 소실로 인해 행동장애나 언어장애가 주로 나타나는 질환이에요.

치매도 원인 질환에 따라 다양한 양상으로 나타날 수 있네요. 알츠하이머병은 기억장애뿐만 아니라 여러 인지영역에 장애가 나타날 수 있다고 하셨는데, 구체적으로 어떤 증상이 있을까요?

- **기억장애**

  초기에는 최근 사건에 대해 기억(단기기억, Short-term memory)하지 못하고 과거의 기억(장기기억, Long-term memory)은 비교적 보존되어 있지만, 병이 진행되면서 오래된 기억도 잊어버리게 돼요.

- **언어장애**

  대화 시 단어를 잘 떠올리지 못하여 부적절한 언어를 사용(착어증, Paraphasia)합니다. 점차 상대의 말을 이해하지 못하여 상대방의 말을 그대로 따라 하거나(반향어증, Echolalia) 무의미하게 같은 말을 반복(보속증, Perserveration)해요.

- **시공간기능장애(Visuospatial dysgnosia)**

  그림을 보고 따라 그리지 못하며 익숙한 장소에서 길을 잃어요.

- **실행증(Apraxia)**

  이전에 잘 사용하던 도구를 사용하지 못하거나 학습된 행동을 수행하지 못해요.

- **실인증(Agnosia)**

  물체를 인지하지 못하고 가족 등 익숙한 얼굴을 알아보지 못해요.

- **수행기능장애(Executive dysfunction)**

  문제해결, 추상적 사고가 힘들어지고 판단력에 장애가 생깁니다. 이로 인해 일상생활 및 사회적인 역할 수행을 할 수 없게 돼요.

치매는 이와 같은 인지기능장애가 서서히 발생하여 점진적으로 진행하는 특징이 있어요. 기억력을 포함한 두 가지 이상의 영역에서 인지기능장애가 있고, 치매 증상이 나타날 만한 다른 원인이 배제되었을 때 알츠하이머병으로 진단할 수 있어요.

 그렇군요. 치매에서 인지기능장애 외에 다른 증상이 나타날 수 있나요?

 치매는 인지영역 외에 비인지영역에서도 장애가 나타날 수 있는데, 이를 행동심리증상(Behavioral and Psychological Symptoms of Dementia, BPSD)이라고 해요.

가장 흔히 나타날 수 있는 증상은 무감동 또는 무관심(Apathy)인데, 주변에서 일어나는 일에 관심이 없어져 사회적으로 고립되거나 개인위생에도 신경을 쓰지 않는 모습을 볼 수 있어요. 이 외에 우울, 불안, 환각, 망상 등의 심리증상과 배회, 공격성, 고함, 부적절한 성적 행동 등 이상행동을 보일 수 있어요.

치매에 대한 평가는 평가자마다 주관적일 수 있을 것 같은데, 객관적으로 판단할 수 있는 검사 방법이 있나요?

그럼요. 인지기능을 평가하는 검사를 신경심리검사라고 해요.

먼저 보건소 등에서 치매 선별검사로 많이 사용되는 MMSE를 통해 침상에서 비교적 간단하게 인지기능을 평가할 수 있고, CDR 혹은 GDS를 통해 치매의 중증도를 판정할 수 있어요. 하지만 이러한 간이검사로는 전반적인 인지영역에 대한 평가를 할 수 없기 때문에, 간이검사를 비롯한 다양한 평가도구를 한데 모아 총집으로 엮어 좀더 자세한 검사를 하게 되죠.

그중 가장 대표적으로 사용하는 총집으로 SNSB, CERAD 등이 있어요. 이러한 총집을 이용하여 인지기능의 손상 여부와 정도를 객관적으로 판단할 수 있고, 이를 통해 뇌의 손상 부위를 밝혀낼 수 있어요. 특히 경도인지장애(Mild Cognitive Impairment, MCI)와 초기 치매를 구분할 수 있어 치매의 감별 진단에 도움이 돼요.

➕ 한 걸음 더   K-MMSE vs. MMSE-K

- K-MMSE: 원문의 문항을 가능한 유지하며 한국어로 번역한 버전
- MMSE-K: 문맹이 많은 우리나라 노인의 교육 수준에 맞게 문항 내용 및 채점 방법을 약간 수정한 버전

경도인지장애는 무엇인가요?

경도인지장애는 신경심리검사상에서 분명한 인지기능장애는 있으나 일상생활능력(Activity of Daily Living, ADL)은 유지되어 있어 일상생활과 사회생활이 독립적으로 가능한 상태를 말해요. 흔히 치매 전 단계라고 부르기도 해요.

그러면 경도인지장애가 치매로 진행하기도 하나요?

네. 정상인에게서의 치매 발생률은 매년 1~2%인 반면, 경도인지장애 환자의 경우 매년 10~15%에서 치매가 생기고 6년 장기 추적한 결과에 따르면 80%가 치매로 진행하였다고 해요.

아직까지 경도인지장애가 치매로 진행하는 것을 효과적으로 막을 수 있는 치료는 없지만, 진행을 늦추기 위해 고혈압, 당뇨, 고지혈증, 흡연, 비만 등 혈관위험인자에 대한 조절과 지속적인 사회활동 및 신체활동이 권장돼요.

치매증상으로 입원한 환자는 신경심리검사 외에 또 어떤 검사를 진행하나요?

 인지장애를 유발할 수 있는 뇌의 구조적 병변이 있는지 확인하기 위해 Brain CT 혹은 MRI를 시행합니다. 또한 진단이 불확실한 경우에는 감별을 위해 Brain SPECT 혹은 PET과 같은 기능적 검사를 시행할 수 있지만 단일 영상검사로는 시행하지 않아요.

 치매의 치료는 어떻게 이루어지나요?

 치매의 약물치료는 크게 인지기능 개선과 이상행동 조절을 위한 치료로 나뉘어요.

인지기능 개선을 위해서는 Donepezil, Rivastigmine, Galantamine과 같은 콜린분해효소억제제제와 Memantine을 사용하며, 이상행동 조절을 위한 약물로는 주로 신경안정제나 진정수면제, 항우울제 등을 사용해요.

✓ TIP **Rivastigmine**

Rivastigmine은 몸에 부착하는 형태의 패치형제제가 있는데, 경구약에 비해 위장관 부작용 발생 위험이 적어 자주 사용됩니다.

부착 시 주의할 점은 환자가 떼어버릴 위험이 있으므로 환자의 손이 닿지 않는 등 윗부분에 부착하는 것이 좋으며, 피부 자극을 예방하기 위해 하루 1매씩 다른 위치로 바꿔가며 붙여야 해요. 예를 들어 어제 왼쪽 등에 부착했다면 오늘은 오른쪽 등에 부착하는 식이죠.

날짜 확인을 위해 패치 위에 부착한 날짜와 시간을 메모해 두기도 해요.

 선생님! 그런데 치매 환자는 약 복용을 거부하는 경우가 많이 있을 것 같은데요, 그럴 때는 어떻게 하나요?

 맞아요. 특히 망상이 있는 환자는 간호사가 약을 주면 본인을 죽이려 한다며 입을 꼭 다물고 있거나 약을 뱉어버리는 경우가 많아요. 따라서 치매 환자와 대화할 때는 본인이 누구인지 정확하게 밝히는 것이 중요하고, 평소 환자와 관계 형성이 잘되어 있는 보호자가 항상 함께 있는 것이 도움이 될 수 있어요.

과격한 행동을 하면 억지로 약을 복용시키기보다는 안정될 때까지 기다려줘야 하고, 될 수 있으면 주치의와 상의하여 투약 스케줄을 간소화하는 것이 좋아요.

Case

General weakness 주호소로 입원중인 환자.

3년 전 치매를 진단받았으나 사람과 장소에 대한 지남력은 유지되어 있는 상태였다.

새벽 라운딩 중 환자가 잠을 자지 않고 침상에 앉아 중얼거리는 모습을 발견하였는데, 환자는 커튼 뒤에 누가 숨어 있다며 불안해하고 있었다.

다음 날 낮에는 비교적 안정적인 모습이었으나 다시 밤이 되자 항상 옆에서 간호하던 며느리를 알아보지 못하고 소리를 질렀으며, 진정시키려는 며느리에게 발길질을 하였다. 어떤 간호가 필요할까?

치매가 있는 환자인데, 증상이 더 악화된 것일까요?

낮에는 비교적 안정적이고 밤에 증상이 심해지는 것으로 보아 치매 증상이 나빠진 것보다는 일시적으로 섬망(Delirium)이 나타났을 가능성이 있어요.

입원 자체가 섬망의 위험인자로 치매가 있는 고령의 환자에게서 자주 나타날 수 있으며, 특히 밤에 악화되는 경향을 보여요. 이 외에 다른 뇌질환이나 전신질환이 동반된 경우나, 수술 후 또는 중환자실에 입원 중인 환자에게서 잘 발생한다고 알려져 있어요.

환자의 증상이 치매로 인한 것인지, 섬망이 나타난 것인지 어떻게 구분할 수 있나요?

치매는 일반적으로 오랜 시간에 걸쳐 서서히 악화되는 것에 비해 섬망인 경우에는 증상이 갑자기 발생하고, 하루 중에도 증상 변화가 큰 것이 특징이에요.

사실 치매 환자에게서 섬망 증상이 동반되어 나타나면 구분하기가 쉽지 않은데, 평소 환자의 인지기능 수준이 어느 정도로 유지되어 있었는지 잘 알고 있어야 하고 일정 기간 경과를 관찰하는 것이 중요해요.

섬망이 일시적으로 나타난 것이라면 증상은 다시 좋아지나요?

네. 섬망 증상은 대부분 수 시간에서 수일 정도 일시적으로 지속되며, 적절한 치료를 하면 완전히 호전되는 것이 치매와는 또 다른 점이죠.

환자가 말로는 진정이 되지 않고 점점 과격한 행동을 하고 있어요. 어떻게 해야 하나요?

 환자가 매우 Irritable 한 경우, 안전사고가 일어날 가능성이 크므로 환자가 안정할 수 있도록 도와주고 예측할 수 없는 위험으로부터 환자를 보호하는 것이 우선이에요.

이를 위해 조용하고 독립된 공간으로 환자를 옮겨주거나, 의사에게 노티한 후 처방에 따라 Haloperidol, Quetiapine, Risperidone과 같은 항정신성약물을 사용할 수 있어요.

또한 환자가 IV line, O2 line, L-tube, Foley catheter 등을 스스로 제거하려고 하다가 환자의 신체에 손상이 올 수 있기 때문에 환자 보호를 위해 신체보호대를 적용해야 하는 경우도 있어요. 이를 위해서는 먼저 의사의 처방이 선행되어야 하며 보호자에게 신체보호대의 필요성을 설명한 후 동의서 작성하에 신체보호대를 적용해야 해요.

신체보호대를 장기간 적용할 때에는 피부 손상 위험성이 있으므로 일정 시간(ex. 2시간)마다 신체보호대 적용 부위의 피부를 사정하고 기록해 두어야 하죠.

MEMO

Case

약 1년 전부터 인지하게 된 손 떨림을 주호소로 입원한 환자.

주로 걸을 때 본인의 의지와 상관없이 손이 떨리고, 손을 올려 물건을 잡는 등 무언가 하려고 하면 떨림이 없어진다고 하였다.

처음에는 오른손만 떨렸는데 최근에는 왼손까지 떨리고, 떨림이 점차 심해지는 것 같아 내원하였다. 어떤 질환을 의심할 수 있을까?

 손이 떨린다고 했으니까 파킨슨병을 의심할 수 있을 것 같아요!

 '손 떨림' 하면 가장 먼저 파킨슨병이 생각나기는 하죠. 물론 파킨슨병에서 손 떨림 증상이 있을 수 있지만, 손이 떨린다고 해서 모두 파킨슨병을 의심하는 것은 아니에요.

 손 떨림이 다른 질환에서도 나타날 수 있나요?

 그럼요. 떨림은 갑상샘질환, 뇌졸중, 다발경화증, 말초신경병 등에 의해서도 나타날 수 있어요. 또한 특별한 원인 없이 떨림이 나타나는 경우도 흔히 있는데, 이를 본태 떨림(Essential tremor)이라고 하며 본태 떨림 자체를 별도의 질환으로 구분해요.

 음… 그러면 다른 질환에 의해 나타나는 떨림과 파킨슨병에서 나타나는 떨림을 구분할 수 있는 방법은 없나요?

떨림은 자세나 동작에 의해 다양한 형태로 나타날 수 있어서 떨림이 그냥 가만히 있을 때 나타나는지, 움직일 때 나타나는지, 특정 자세를 취할 때 나타나는지 관찰하는 것이 필요해요.

케이스 환자는 주로 걸을 때 손 떨림이 있고, 손을 움직이면 떨림이 멈춘다고 했죠? 걸을 때처럼 중력이 제거된 편안한 상태에서 떨림이 나타나는 것을 안정 시 떨림(Resting tremor)이라고 하는데, 주로 파킨슨병에서 이런 양상의 떨림이 나타나요. 일부에서는 엄지와 검지 사이에 환약을 쥐고 굴리는 형태의 떨림(Pill-rolling tremor)이 특징적으로 나타나기도 하고요.

하지만 파킨슨병에서 활동 시 떨림이 동반되거나 떨림 증상이 없는 경우도 있기 때문에 떨림만으로 질환을 구분 짓기보다는 동반되는 다른 신경계 증상을 파악하는 것이 중요해요.

	본태 떨림	파킨슨 떨림
떨림 양상	활동 시 떨림	안정 시 떨림
주로 나타나는 신체 부위	손, 머리, 목소리	팔, 손가락, 다리, 혀, 입술
대칭성	대개 양쪽에서 발생	대개 비대칭적으로 한쪽에서 시작하여 반대쪽으로 진행
동반 증상	다른 신경학적 증상 없음	경축, 운동완만, 체위불안정

MEMO

최근 몸 움직임이 둔해지는 것을 느껴 내원한 환자.

특히 옷에 단추를 채우는 등의 미세한 동작을 할 때 시간이 오래 걸려 누군가의 도움을 받아야 하는 경우도 있다고 한다.

병력 청취를 하는 동안 환자는 내내 무표정한 얼굴이었으며, 신체 사정 시 팔다리에 경축이 느껴졌다. 어떤 간호가 필요할까?

동작이 느려지는 것도 파킨슨병에서 흔히 나타날 수 있는 증상이라고 배웠어요!

네, 맞아요. 이 케이스의 환자처럼 '몸 움직임이 둔해졌다' 혹은 '몸이 무거워졌다'고 표현하는 증상을 운동완만(Bradykinesia)이라고 하는데, 파킨슨병에서 나타날 수 있는 가장 특징적인 증상이에요.

이 증상을 쉽게 관찰할 수 있는 방법 중 하나는 엄지와 검지를 집게 모양으로 만든 뒤, 손가락을 반복해서 맞부딪치게 하면 속도가 느릴 뿐 아니라 반복할수록 손가락이 부딪치는 폭이 점점 줄어드는 것을 볼 수 있어요.

무표정한 얼굴도 이런 증상 중 하나라고 볼 수 있나요?

네. 파킨슨병 환자는 흔히 표정이 없고 눈을 잘 깜빡이지 않는 것을 관찰할 수 있는데, 마치 마스크를 쓴 듯한 얼굴이라고 해서 가면 얼굴(Masked face)이라고 해요.

이 외에도 목소리가 작아지거나 글씨 크기가 작아지고, 음식을 삼키기가 힘들며, 걸을 때 팔을 앞뒤로 젓는 동작(Arm swing)이 줄어들고, 걸음이 느려지는 것도 운동완만으로 인해 나타날 수 있는 증상이에요.

그렇군요. 증상이 경할 때에는 쉽게 알아차리지 못할 수도 있겠네요.

파킨슨병은 서서히 진행하는 질환이기 때문에 대부분 증상이 언제부터 시작되었는지 잘 모르는 경우가 많고, 실제로 많은 환자가 운동완만을 노화로 인한 자연스러운 증상으로 생각하기도 해요.

하지만 병이 진행할수록 운동완만으로 인해 혼자서는 일상생활이 불가능해질 수 있고, 심하면 운동불능(Akinesia)까지 나타날 수 있어요.

신체 사정 시, 팔다리에 경축이 느껴졌다고 했는데, 경축은 무엇인가요?
경축도 파킨슨병에서 나타날 수 있는 증상인가요?

 경축(Rigidity)이란 환자의 팔다리와 고개를 수동적으로 움직여 봤을 때 저항이 증가되어 있는 것을 말해요. 쉽게 말하면 팔다리가 굳어 있는 듯한 느낌이 드는 거죠.

특히 굽혀져 있는 팔다리를 수동적으로 펴려고 할 때 마치 톱니바퀴처럼 뚝뚝 끊기는 듯한 저항을 느낄 수 있는데 이를 톱니바퀴경축(Cogwheel rigidity)이라고 하며, 파킨슨병에서 나타날 수 있는 주요 증상 중 하나예요.

MEMO

Case

Gait disturbance를 주호소로 입원한 환자.

환자는 보행 시 구부정한 자세로 발을 바닥에 끌며 종종걸음으로 걷는 모습을 보였다. 걷다 보면 걸음이 점차 빨라지면서 앞으로 고꾸라져 크게 다친 적도 있다고 하였다.

신체 사정 시, 양하지에 근력 저하는 없었다. 어떤 간호가 필요할까?

음… 파킨슨병에서는 걸음이 느려지는 것으로만 생각했는데,
걸으면서 오히려 속도가 점점 빨라지는 경우도 있군요!

파킨슨병 환자는 보행 시에 몇 가지 특징이 관찰될 수 있어요. 먼저 초기에는 걸음이 느리고 발을 끌면서(Shuffling) 걷는 모습을 관찰할 수 있어요. 이때 환자는 '다리가 무거워졌다'고 표현하기도 해요.

병의 진행과 함께 보폭이 좁아지고(Short step gait) 종종걸음으로 걸으며, 걷다 보면 속도가 점차 빨라지면서 몸이 앞으로 쏠리게 되는데 이를 가속보행(Festination)이라고 해요.

여기서 더 진행하면 걷기 시작할 때나 걷다가 방향을 바꿀 때 발이 떨어지지 않는 동결보행(Freezing)이 나타나는데, 이로 인해 낙상이 발생할 수도 있어요.

그러면 케이스 환자의 경우에는 파킨슨병이 어느 정도 진행된 상태라고 볼 수 있겠네요.
파킨슨병도 병기를 나눌 수 있나요? 그렇다면 병기를 나누는 기준은 어떻게 되나요?

파킨슨병에서는 호엔야척도(Hoehn and Yahr stage, H & Y stage)를 이용하여 환자의 운동 증상에 따른 병의 중증도를 구분할 수 있어요.

Stage 1	떨림, 경축, 운동완만 등 주요 증상이 신체의 한쪽에서만 나타남
Stage 1.5	위와 같은 증상이 신체의 한쪽과 체간에서 나타남
Stage 2	위와 같은 증상이 신체의 양측 모두에서 나타나지만 균형 장애는 없음
Stage 2.5	경도의 양측성 장애가 있지만 Pull test에서 균형을 유지할 수 있음
Stage 3	경도에서 중등도의 양측성 장애와 체위불안정이 있지만 독립적인 신체활동이 가능함
Stage 4	심각한 장애가 있으나 도움 없이 혼자 서거나 걸을 수 있음
Stage 5	휠체어로 이동해야 하거나 타인의 도움 없이는 침대에 누워 지내는 상태

Stage 2.5에서 보면 Pull test라는 용어가 나오는데 어떤 검사인가요?

 Pull test는 체위불안정(Postural instability)을 평가하기 위한 검사인데, 환자가 서있는 상태에서 검사자가 환자의 어깨를 잡고 뒤로 당겼을 때 환자가 버티고 서있을 수 있는지 보는 거예요.

이때 가만히 서있을 수 있거나 한두 걸음 정도 뒷걸음질 치더라도 균형을 유지할 수 있으면 정상이지만, 체위불안정이 있는 경우에는 여러 걸음 뒷걸음질을 치거나 잡아주지 않으면 바로 넘어지는 것을 관찰할 수 있어요.

보통 체위불안정이 없는 Stage 2.5까지를 경한 정도라고 판단하고 있어요.

 그러니까 체위불안정도 진행된 파킨슨병에서 나타날 수 있는 증상이군요!

 맞아요. 체위불안정으로 인해 환자는 팔꿈치와 무릎을 구부리고 목과 허리를 앞으로 숙이는 구부정한 자세(Stooped posture)를 보이며, 자세에 불균형이 생겼을 때 안정성을 유지하기가 힘들어서 쉽게 넘어지게 돼요.

체위불안정과 보행장애는 파킨슨병이 진행할수록 많이 나타나는데, 초기부터 이러한 증상이 두드러진다면 파킨슨병보다는 다른 파킨슨증후군이 아닌지 의심해 볼 수 있어요.

 파킨슨증후군은 무엇인가요? 파킨슨병과는 다른 건가요?

 먼저 지금까지 함께 살펴본 파킨슨병의 주요 증상을 다시 한번 짚고 넘어가 볼게요.

- 안정 시 떨림
- 운동완만
- 경축
- 체위불안정 및 보행장애

이와 같은 증상을 일컬어 '파킨슨 증상'이라고 하는데요, 파킨슨 증상이 있다고 해서 모두 파킨슨병은 아니에요. 파킨슨 증상이 나타나는 여러 질환 중 가장 대표적인 질환이 바로 파킨슨병인 것이죠.

그러면 파킨슨 증상이 나타날 수 있는 여러 질환을 파킨슨증후군이라고 하는 건가요?

 네, 맞아요. 파킨슨증후군은 파킨슨병, 비정형 파킨슨증(Atypical parkinsonism), 이차성 파킨슨증(Secondary parkinsonism)으로 나눌 수 있어요.

비정형 파킨슨증이란 진행핵상마비, 다계통위축, 피질기저핵변성, 레비소체치매와 같이 신경계의 퇴행성 변화로 인해 파킨슨 증상이 나타나는 질환을 말하는데, 파킨슨 증상 외에 다른 특징적인 임상 증상이 동반된다고 하여 파킨슨플러스증후군(Parkinson-plus syndrome)이라고도 불러요.

이차성 파킨슨증은 혈류장애, 정상압수두증, 약물 등 다른 원인에 인해 파킨슨 증상이 이차적으로 나타나는 것을 말해요.

질환		특징
비정형 파킨슨증	진행핵상마비 (Progressive Supranuclear Palsy, PSP)	• 하방 주시 시 수직안구운동장애 • 사지보다 목과 체간에서 심한 경축 • 체위불안정
	다계통위축 (Multiple System Atrophy, MSA)	• 자율신경계증상(배뇨장애, 기립저혈압) • 소뇌증상(보행실조, 구음장애)
	피질기저핵변성 (Cortico-Basal Degeneration, CBD)	• 장기간 비대칭적인 뇌기저핵증상 　(체위떨림, 경축, 운동완만) • 뇌피질증상(피부그림감각불능증, 입체실인증, 실행증, 통제불능손)
	레비소체치매 (Dementia with Lewy Bodies, DLB)	• 인지기능장애 • 환각, 망상
이차성 파킨슨증	혈관파킨슨증 (Vascular parkinsonism)	• 보행장애 • 하지파킨슨증 • 심부건반사 항진
	정상압수두증 (Normal Pressure Hydrocephalus, NPH)	• 보행장애 • 인지기능장애 • 배뇨장애
	약물유발파킨슨증 (Drug Induced Parkinsonism, DIP)	• 파킨슨병과 구분이 어려움

생각보다 더 다양한 질환에서 파킨슨 증상이 나타날 수 있군요.
파킨슨병을 진단하기 위해서 시행할 수 있는 검사로는 어떤 것이 있나요?

 파킨슨병은 중뇌 흑질에서 도파민을 분비하는 신경세포의 퇴행성 변화로 인해 도파민이 부족해지면서 여러 운동증상이 나타나는 질환이에요. FP-CIT라는 방사성 의약품을 이용한 Brain PET을 통해 도파민 운반체의 밀도를 영상화함으로써 파킨슨병의 진단에 도움을 줄 수 있어요.

신경퇴행질환인 파킨슨병과 비정형 파킨슨증에서는 도파민 운반체가 감소되어 있는 것을 볼 수 있는데, 이차성 파킨슨증의 경우에는 파킨슨 증상이 도파민 부족으로 인해 나타나는 것이 아니기 때문에 FP-CIT PET에서 이상 소견이 없어요.

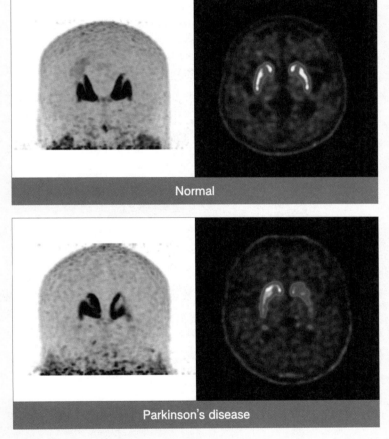

파킨슨병으로 진단받은 환자의 FP-CIT PET 사진이에요. 우측에 비해 좌측 기저핵에서 도파민 운반체의 밀도가 확연히 감소되어 있는 것을 확인할 수 있어요.

도파민 운반체의 밀도는 파킨슨병의 진행 정도와 비례하여 감소되므로 이 경우 운동증상이 비대칭적으로 나타나는 초기 단계라고 볼 수 있어요.

그렇군요. FP-CIT PET을 시행할 때 제가 준비해야 할 사항이 있나요?

 포도당의 대사를 영상화하는 일반적인 PET-CT의 경우에는 금식이 필요하지만, FP-CIT PET에서는 금식을 할 필요가 없어요. 다만 항파킨슨약물인 Levodopa 제제를 복용하고 있는 경우에 검사 전 약물 중단이 필요할 수 있어요.

FP-CIT PET은 방사성 의약품을 투여한 후 2~3시간 체내 흡수되기를 기다렸다가 영상 촬영이 이루어져요. 따라서 방사성 의약품 투여를 위한 22G 이상의 IV line과 Direct 3way가 있어야 하고, 약품이 투여된 시간을 잘 기억해 두었다가 검사가 차질 없이 이루어질 수 있도록 해야 해요.

 네, 알겠습니다. 그러면 파킨슨병에서는 Brain CT나 MRI는 시행하지 않나요?

 파킨슨병은 Brain CT나 MRI상 특별한 이상 소견이 보이지 않아요.

하지만 비정형 파킨슨증은 뇌의 여러 부위에서 위축이 관찰될 수 있고, 뇌졸중이나 정상압수두증 등에 의한 이차성 파킨슨증과도 감별이 필요하기 때문에 파킨슨 증상이 있는 환자에게 Brain CT나 MRI를 시행할 수 있어요.

간혹 환자분 중에서 머리 사진을 왜 여러 번 찍냐고 Complaint 하는 경우가 있는데 검사하는 이유에 대해서 잘 설명할 수 있으면 좋겠죠.

 그렇군요. 파킨슨 증상으로 입원한 환자에게 누워서, 서서 혈압을 측정하는 것을 본적이 있는데, 이 검사는 왜 하는 건가요?

 잘 관찰했네요. 누워서, 서서 혈압과 맥박을 측정하는 검사를 능동기립검사라고 하는데 기립저혈압이 있는지 평가하기 위한 검사예요.

파킨슨병과 기립저혈압이 서로 연관이 있나요?

 기립저혈압은 기립 후 3분 이내 수축기혈압 20mmHg 이상, 이완기혈압 10mmHg 이상 저하되는 경우를 말해요. 파킨슨병에서는 특징적인 운동증상 외에도 변비, 배뇨장애, 기립저혈압 등의 자율신경계 이상과 자다가 소리를 지르거나 과격한 행동을 하는 렘수면행동장애, 불면증, 우울증, 치매, 후각기능저하, 통증 등 다양한 비운동증상이 동반될 수 있어요.

비운동증상은 대개 운동증상이 나타나기 전부터 생길 수 있지만, 심한 자율신경계 이상 증상이나 치매 같은 경우에는 진행된 파킨슨병에서 나타나기 때문에 초기부터 이런 증상이 두드러진다면 비정형 파킨슨증을 의심할 수 있어요.

검사 시, 주의할 점은 기립저혈압이 심한 환자는 검사 도중 실신을 할 수 있기 때문에 단순히 혈압 수치만 확인하는 것이 아니라 혈압을 측정하는 동안 환자의 상태를 잘 살펴보는 것이 중요해요. 능동기립검사는 침상에서 간호사에 의해 이루어지고, 좀더 정밀한 검사가 필요하면 검사실에서 Tilt table test(기립경사테이블검사)까지 진행하는 경우도 있어요.

➕ 한 걸음 더 | 능동기립검사 방법

① 먼저 누운 자세에서 최소 20분가량 안정을 취한 뒤 혈압과 맥박을 측정합니다.

② 기립 후 3분 동안 주기적으로 혈압과 맥박을 측정하며 어지럼증, 위약감, 쓰러질 것 같은 느낌, 시야장애 등의 증상이 동반되는지 관찰합니다.

③ 혈압, 맥박의 측정 주기는 각 병원의 정해진 규정을 따릅니다.

 선생님! 그러면 파킨슨병의 치료는 어떻게 이루어지나요?
파킨슨병과 다른 파킨슨증후군에서 치료가 달라지나요?

 파킨슨병의 약물치료로는 부족한 도파민을 보충해 주기 위해 도파민의 전구물질인 Levodopa 제제가 주로 사용되며, 이외에도 도파민작용제(Pramipexole, Ropinirole), MAO-B 억제제(Seleg iline, Rasagiline), 항콜린제(Trihexyphenidyl, Benztropine), Amantadine 등의 약물을 사용할 수 있어요.

Levodopa는 파킨슨병에서 가장 강력한 증상 개선 효과를 나타내지만, 다른 파킨슨 증후군에서는 대부분 반응이 전혀 없거나 약효가 있더라도 일시적이에요. 따라서 감별이 어려운 비정형 파킨슨증은 Levodopa에 대한 반응을 확인함으로써 진단에 활용하기도 해요.

반면 이차성 파킨슨증은 원인이 명확하기 때문에 약물치료보다는 원인에 대한 교정이 우선이에요.

Case

Both hand tremor, Bradykinesia를 주호소로 입원한 환자.

환자는 얼굴에 표정이 없고 자세가 구부정하였으며, 보행 시 보폭이 좁고 Arm swing이 감소되어 있었으나 Festination, Freezing 등의 보행장애는 관찰되지 않았다. 사지에서는 Cogwheel rigidity가 느껴졌는데 상지에서 더욱 심한 양상이었다.

병력조사상 6개월 전부터 소화불량 및 속 쓰림이 있어 내과의원에서 Levosulpiride 제제를 포함한 약물을 꾸준히 복용해 온 것으로 확인되었다.

내원하여 시행한 FP-CIT PET에서 이상 소견은 없었다.

의사는 자가약을 중단하도록 하였고, 약을 중단하자 환자의 증상은 조금씩 호전되었다. 왜 이런 증상이 나타났을까?

전형적인 파킨슨 증상이 있는데 FP-CIT PET에서 이상 소견이 없었으니까 이차성 파킨슨증을 의심할 수 있을 것 같아요. 자가약을 중단하고 나서 증상이 호전된 것을 보면 약물에 의한 파킨슨증이 아닐까요?

맞아요. 환자가 복용한 Levosulpiride는 위장관운동조절제로 흔히 사용되는데, 파킨슨 증상을 유발할 수 있는 대표적인 약물이에요.

이차성 파킨슨증 중 가장 흔히 볼 수 있는 약물유발파킨슨증은 증상만으로 파킨슨병과 구분하기 쉽지 않지만, 원인이 되는 약물을 중단하는 것만으로도 증상 호전을 기대해 볼 수 있어요.

따라서 파킨슨 증상을 호소하는 환자가 입원하면 제일 먼저 파킨슨 증상을 유발할 만한 약물을 복용한 과거력이 있는지 확인하는 것이 필요해요.

그렇군요. 그러면 파킨슨 증상을 일으킬 수 있는 약물에 대해 잘 알고 있어야겠네요!

파킨슨 증상을 유발할 수 있는 약물로는 주로 도파민 수용체를 차단하는 작용을 하는 항정신병약물을 비롯하여 위장관운동조절제, 두통 및 어지럼증 치료제 등 다양한 약물이 있어요. 파킨슨 증상을 일으킬 수 있는 약물을 다음 표로 살펴보도록 해요.

약물 종류	약물명
항정신병약물	Chlorpromazine, Haloperidol, Sulpiride, Pimozide, Risperidone, Olanzapine, Clozapine, Ziprasidone
위장관운동조절제	Levosulpiride, Metoclopramide, Clebopride
두통, 어지럼증 치료제	Flunarizine, Cinnarizine
칼슘통로차단제	Amiodarone, Verapamil, Diltiazem
항경련제	Valproate, Phenytoin
항우울제	Fluoxetine, Sertraline, Lithium

간혹 파킨슨 증상으로 입원한 환자에게 이와 같은 약물이 처방 나면 반드시 주치의에게 투약 여부를 확인해야 해요.

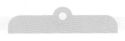

MEMO

Case

5년 전 파킨슨병을 진단받고 Levodopa 제제를 하루 4회 복용하던 환자.

약물 치료를 시작한 후 일상생활에 지장이 없을 정도로 증세가 호전되었으나, 최근 3개월 전부터는 다음 약을 복용하기 1~2시간 전부터 약효가 없어져 약을 임의로 추가 복용한 적도 있다고 한다.

특히 아침에 막 일어나서 아침약을 복용하기 전까지는 Bradykinesia가 심하여 거의 몸을 움직일 수 없을 정도라고 하였다. 어떤 간호가 필요할까?

 환자는 파킨슨병을 진단받았다고 했는데, 파킨슨병은 Levodopa에 효과가 좋지 않나요? 갑자기 약효가 없어질 수도 있나요? 파킨슨 증상이 악화된 걸까요?

 Levodopa는 파킨슨병에서 가장 효과가 좋은 약물이지만, 5년 이상 장기 복용하는 환자의 약 50%에서 이러한 부작용이 나타날 수 있어요.

 아, 약의 부작용으로 약효 지속시간이 짧아지는 것이군요.

 네. 약효가 있는 'On' 상태와 약효가 사라진 'Off' 상태가 반복되는 것을 운동기복(Motor fluctuation)이라고 해요.

케이스 환자처럼 다음 약을 복용하기 전부터 약효가 사라지기도 하고, 약물 복용 시간과 관계없이 갑자기 Off 상태가 되거나, 오전에는 내내 On 상태였다가 오후가 될수록 Off 상태가 되는 등 다양한 형태로 나타날 수 있어요.

환자는 특히 아침에 일어났을 때 증상이 심하다고 했는데 아무래도 밤 동안 약을 복용하지 않는 시간이 길어지다 보니까 그만큼 증상이 더 심해질 수밖에 없겠죠.

 선생님! 그런데 환자가 침상에 앉아 있는 걸 보니 몸을 가만히 두지 못하고 목과 어깨를 계속 돌리고 있더라고요. Tremor 양상과는 다른 것 같은데, Seizure를 하는 걸까요? 왜 이런 증상이 나타나나요?

 몸이 본인의 의지와는 상관없이 불규칙적으로 움직이거나 꼬이는 이상운동증(Dyskinesia)도 Levodopa의 장기 투여로 인해 나타날 수 있는 부작용이에요. 주로 Levodopa의 혈중 농도가 높을 때, 그러니까 On 상태일 때 이런 증상이 두드러져요.

이 외에도 Off 상태에서 신체의 일부에서 마치 쥐가 난 것처럼 근육이 뭉치거나 뒤틀리면서 심하면 통증까지 유발되는 근긴장이상(Dystonia)이 나타나기도 해요.

그러면 결국 약효가 좋을 때, 좋지 않을 때 모두 일상생활에 불편함이 있는 것은 마찬가지겠네요. 이러한 부작용을 해결할 수 있는 방법이 있나요?

 파킨슨 일기를 통해 환자 스스로 느끼는 On/Off 상태를 기록하게 함으로써 약물을 복용하는 시간이나 횟수를 조절하거나 1회 복용량을 늘릴 수 있고, 약효가 좀더 오래 지속되는 서방형 제제로 변경하거나 다른 기전의 항파킨슨약물을 추가하여 운동기복을 줄일 수 있어요.

하지만 이상운동증을 조절하기 위해서는 아무래도 약의 용량을 줄여야 하기 때문에 운동기복과 이상운동증이 동반되어 있으면 약물 치료에 한계가 있을 수 있죠. 이런 경우 뇌심부자극술 등의 수술적 치료까지 고려할 수 있어요.

✓ **TIP** **파킨슨약 유지 여부 확인하기**

파킨슨 환자는 다른 증상 및 질환으로 입원을 한 상황에서 금식을 하더라도 파킨슨 약은 유지하는 경우가 많아요. 주치의가 Self PO를 우선적으로 처방 내지 않는 경우가 있기 때문에 파킨슨 환자가 입원했을 때 자가약물 처방약이 나지 않으면 주치의에게 재확인을 하는 것이 중요해요.

MEMO

11 정상압수두증(Normal Pressure Hydrocephalus, NPH)

Case

약 2년 전부터 걸음과 행동이 점차 느려지더니 최근에는 보행 시 중심을 잡기 힘들어 넘어지는 일이 종종 있었던 환자.

6개월 전부터는 부쩍 기억력이 나빠지고 가끔 엉뚱한 소리를 하였으며 이전에 비하여 소변도 자주 보게 되었는데, 특히 밤에 소변을 보기 위해 3~4차례 깨어 수면을 제대로 취하지 못한다고 하였다.

입원하여 시행한 Brain MRI상 Hydrocephalus(수두증) 소견이 있어 요추천자를 시행할 예정이다. 어떤 간호가 필요할까?

수두증은 뇌척수액이 과도하게 축적된 질환이니까 뇌척수액을 배액하기 위한 목적으로 요추천자를 시행하는 것이군요!

네, 맞아요. 수두증은 어떠한 원인에 의해 뇌척수액의 순환 또는 흡수에 장애가 생기는 경우, 뇌실이나 거미막하공간에 뇌척수액이 축적되면서 다양한 증상이 나타나는 질환이에요. 축적된 뇌척수액을 배액해 줌으로써 증상이 호전되는지 보기 위해 요추천자를 시행하는 것이죠.

요추천자 후 뇌척수액 30~50ml를 일시적으로 배액하거나, 배액관을 연결하여 며칠간 지속적으로 배액하는 방법을 사용할 수 있어요.

그런데 수두증이 있으면 뇌압이 상승하는 것으로 알고 있는데,
이 케이스의 환자는 뇌압상승 증상은 없는 것 같아요.

뇌출혈, 뇌종양, 중추신경계감염 등으로 인하여 급성 수두증이 발생하면 대부분 뇌압상승이 동반되는 것은 맞아요.

하지만 주로 노년층에서 특정 원인 질환 없이 서서히 뇌척수액 흡수에 장애가 생기면서 발생하는 수두증 혹은 뇌 손상 이후 지연되어 나타나는 수두증의 경우에는 뇌압이 정상으로 유지될 수 있는데, 이렇게 뇌척수액이 축적되어 있으면서 뇌압은 정상인 상태를 NPH(Normal Pressure Hydrocephalus, 정상압수두증)라고 해요.

NPH에서는 뇌압상승 증상이 나타나지 않는 반면 파킨슨병처럼 보행장애, 운동완만, 체위불안정 등이 나타나며 이와 함께 인지기능장애, 배뇨장애가 자주 동반되는 것이 특징이에요.

아, 그러고 보니 파킨슨병과 비슷한 증상을 나타내는 파킨슨증후군에 정상압수두증이 포함되어 있던 것이 기억나네요!

 맞아요. NPH는 파킨슨병과 증상이 유사하기 때문에 뇌영상검사를 해보기 전까지는 구분할 수 없는 경우가 많아요.

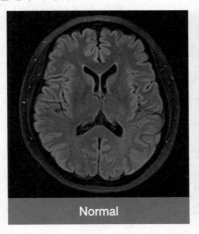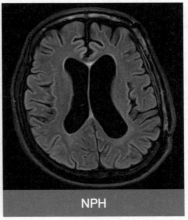

Normal   NPH

NPH를 진단받은 환자의 Brain MRI 영상인데요, 정상에 비해서 뇌실의 부피가 커져 있는 것을 확인할 수 있어요. 이러한 뇌실 확장 소견과 함께 환자의 임상 증상, 요추천자 시 측정한 압력, 뇌척수액 배액을 통한 증상 호전 여부를 종합하여 최종적으로 진단이 가능하고 이에 대한 치료 계획을 세워요.

 요추천자가 막 끝났어요. 그런데 주치의가 환자의 걸음걸이를 보겠다고 하는데,
요추천자 후에는 ABR을 유지해야 하는 게 아닌가요?

 맞아요. 요추천자 후에는 뇌척수액의 누출로 인한 저압성 두통이 발생할 수 있으므로 4~6시간 정도 ABR을 유지해야 해요.

하지만 환자는 뇌척수액 배액 후에 증상에 호전이 있는지 확인하기 위해 요추천자를 시행한 것이므로 요추천자 직후 환자를 걷게 할 수도 있어요. 보통 요추천자 전후로 걸음걸이를 관찰하고 MMSE 등을 시행함으로써 인지기능에 호전이 있는지 비교하게 되는데, 주치의가 환자 사정을 마치면 이후 ABR을 유지하도록 하면 돼요.

• 경과기록지

[Pre-tapping]
MMSE: 17점

TMT-A: 43.64초

Trail making test, 기호잇기검사: 숫자가 써진 원들을 순서대로 선을 그려 연결하는 검사

TMT-B: 이해 불가하여 시행 못함

숫자와 알파벳이 써진 원들을 각각의 순서에 따라 교대로 선을 그려 연결하는 검사

TUG: 1분 39초 / 33걸음

Timed up and go: 의자에 앉아있다가 일어서서 3m를 걸은 후 제자리로 돌아와 앉는 검사

10m gait: 3분 28초 / 100걸음

10m 직선 거리를 자연스럽게 보행하는 검사

[Post-tapping]
MMSE: 17점

TMT-A: 23.51초

TMT-B: 이해 불가하여 시행 못함

TUG: 2분 40초 / 48걸음

10M gait: 4분 28초 / 126걸음

CSF study: Pr 130, RBC 0, WBC 1, Protein 17.8, Glucose 81

[Plan]
CSF 50ml drain 이후 인지기능 약간 개선, 걸음걸이는 비슷함.

익일까지 경과 관찰

필요시 한 번 더 Drain 고려

이 경과기록지를 보면 Spinal tapping 전과 후에 환자의 인지기능과 걸음걸이를 사정하여 비교한 것을 알 수 있어요.

요추천자 전후로 MMSE 점수는 차이가 없었지만 기호잇기검사에서 시간이 20초가량 단축된 것을 확인할 수 있어요. 걸음걸이는 요추천자 후에 오히려 더 느려졌는데, 검사가 길어지면서 환자의 컨디션이 저하되어 검사 결과에 영향을 미치는 경우도 있어 병원에 따라 일정 시간 휴식을 취한 후, 혹은 ABR 시간이 지난 후에 검사를 시행하기도 해요.

따라서 요추천자 후, 라운딩 시마다 환자의 인지기능 상태를 간단히 사정하여 기록을 남겨두면 시간에 따른 증상의 호전 여부를 파악하는 데 도움이 될 수 있겠죠?

Case

Gait disturbance로 내원하여 NPH w/u(Work up, 검사와 평가) 중인 환자.

요추천자를 통한 CSF drain 1회 실시한 후 증상 호전이 있었다.

이번에는 Lumbar drain catheter를 삽입하여 2~3일간 뇌척수액을 배액한 후 수술 여부를
결정하기로 하였다. 어떤 간호가 필요할까?

 환자가 Lumbar drain 카테터를 삽입한 상태예요. 이전에 배웠던 EVD와 환자가 가지고 있는
Lumbar drain은 다른 것인가요? 생긴 것은 똑같은데 카테터를 삽입하는 위치가 달라요.

 EVD는 머리에 조그마한 구멍(Burr hole)을 뚫어 뇌실에 직접 배액관을 연결하여 뇌실내의 뇌
척수액을 배액하는 것이고, Lumbar drain은 요추천자를 한 상태에서 배액관을 연결하여 척수
주변의 거미막하공간에서 순환하고 있는 뇌척수액을 배액하는 거예요. 그러니까 카테터를 삽
입한 위치가 달라도 Lumbar drain과 EVD 모두 뇌척수액을 배액하기 위한 목적은 같은 것이죠.

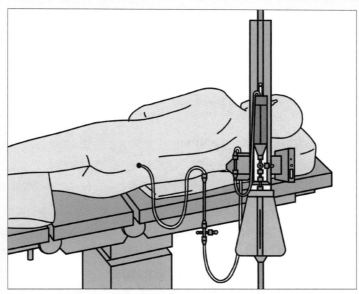

목적이 같다면 어떤 경우에 Lumbar drain을 시행하고, 또 어떤 경우에 EVD를 시행하나요?

 Lumbar drain은 EVD에 비해 감염 위험이 적고 삽입이 간편하다는 장점이 있는데, Lumbar drain이 가능하려면 뇌실과 거미막하공간 사이의 뇌척수액 순환장애가 없는 교통성수두증이어야 해요. 반면 비교통성수두증 혹은 뇌압 측정이 지속적으로 필요한 경우에는 EVD를 시행하죠.

따라서 뇌압상승이 동반되어 있지 않은 교통성수두증인 NPH에서는 일반적으로 Lumbar drain을 통하여 뇌척수액을 배액해요.

➕ 한 걸음 더 수두증 종류

- 비교통성수두증: 뇌실에서 거미막하공간으로 뇌척수액의 흐름이 막힘
- 교통성수두증: 뇌실과 거미막하공간 사이의 순환장애는 없으나, 뇌척수액이 뇌실을 빠져나온 후 거미막하 공간에서 흐름이 막히거나 뇌척수액의 흡수에 장애가 있음
- 정상뇌압수두증: 교통성수두증의 일종으로 뇌압상승을 동반하지 않음

 그렇군요. EVD는 환자의 Tragus level을 기준으로 높이를 조절하는데,
Lumbar drain의 경우에는 어디를 기준으로 조절하나요?

 보통 압력계의 '0' 기준점을 천자 부위와 맞추기 위해 침대에 등을 대고 반듯하게 누운 상태에서 환자의 Iliac crest(장골능)를 기준으로 높이를 조절하거나, EVD와 마찬가지로 Tragus level이 기준이 되기도 하기 때문에 처방을 정확히 확인한 후에 기준점을 결정해야 해요.

처방에 따라 Lumbar drain target 배액량을 기준으로 간호사가 높이를 자유롭게 조절하기도 하는데, 여기서 주의해야 할 건 본인의 듀티당 배액량을 맞추기 위해 높이를 과도하게 조절하지 않는 거예요. 과배액되면 뇌탈출 위험이 있으며, 너무 천천히 배액되면 막힐 위험이 있기 때문에 자주 라운딩하며 배액량을 확인해야 해요.

 그러면 배액관의 관리 방법은 EVD와 같나요?

 네. 배액관을 관리하는 기본적인 방법은 같지만 Lumbar drain의 경우에는 허리에 카테터를 삽입하고 있는 상태라서 카테터가 빠질 위험이 비교적 높아 더욱 주의가 필요해요. 환자가 항상 측위를 유지할 필요는 없지만 똑바로 누웠을 때 배액관을 깔고 누우면서 배액관이 꼬인 것을 발견하기 어려울 수 있어요. 따라서 라운딩 시마다 배액이 잘되고 있는지 확인하는 것이 필요해요.

배액관 Line 정리 시 주의사항

환자의 양옆 난간은 항상 올려져 있고 신규 간호사였던 저는 눈에 잘 보이게 둬야 한다는 생각에 배액관 Line을 난간 위로 걸쳐 놨다가 배액관이 막혔던 경험이 있어요.

Lumbar drain이든 EVD든 중력을 이용하여 위아래로 높이를 조절하며 배액하는 관이기 때문에 배액관을 정리할 때 Line을 난간 위로 걸치면 안 돼요. Line이 놓여 있는 위치도 중요하다는 거죠. Lumbar drain insertion 위치보다 배액 Line이 높아져 버리면, Drain이 원활히 되지 않아 막힐 수 있어요. 그러므로 난간 사이를 통해 환자의 Insertion site와 같은 높이에 Line을 정리해야 합니다.

 TIP   **Lumbar drain 환자의 간호기록 내용**

① 처방에 따른 Lumbar drain 고정 위치
② 배액관의 개방성 여부(Oscillation 유무, 꼬이거나 눌린 곳 없는지 확인)
③ 배액 양상(무색투명한 CSF)
④ 배액량(Duty당 Target 확인!)
⑤ 드레싱 부위의 청결(건조하고 깨끗하게 유지되어 있는지 확인)

 배액관을 가지고 있으면 환자는 항상 ABR을 유지해야 하나요?

 병원마다 다를 수 있지만 배액관을 Clamping한 후 환자 이동 또는 앉아서 식사를 하는 것은 가능하기도 해서 어디까지 허용할 것인지 주치의와 상의해야 해요. 하지만 배액관을 등 뒤에 가지고 있다 보니 환자가 과도하게 움직이면 배액관이 빠질 위험이 있어서 되도록이면 침상 안정 하도록 하는 것이 좋아요.

혹시 배액관이 Disconnect 된 것을 발견하면 환자와 가까운 곳을 멸균 거즈로 감싼 뒤 켈리로 잠그고, Confuse 한 환자가 관을 통째로 잡아 뺀 경우에는 곧바로 멸균 거즈로 배액관 삽입 부위를 막고 ABR 하도록 하여 뇌척수액 누출을 막은 뒤 주치의에게 노티하도록 해요.

그런데 뇌척수액을 배액하더라도 계속해서 뇌척수액이 생성되지 않나요? 효과가 일시적일 것 같은데, 그럼에도 시행하는 이유는 무엇인가요?

NPH에서 장기적인 증상 호전을 위해서는 뇌실-복막 단락술(Ventriculo-Peritoneal shunt, VP shunt) 또는 뇌실-심방 단락술(Ventriculo-Atrial shunt, VA shunt)과 같은 수술적 치료가 필요해요. 이러한 수술 전에 시행하는 뇌척수액 배액은 앞서 말했듯 뇌척수액 제거 시에 증상이 호전되는지 보기 위한 시험적 처치라고 할 수 있어요. 뇌영상 소견만으로 섣불리 수술을 결정했다가 수술 후에 증상 호전이 없거나 오히려 악화되는 경우가 있어서 수술로 좋은 효과를 기대할 수 있을 만한 환자를 선별하기 위하여 이러한 시험적 처치를 시행하는 거예요.

뇌척수액을 배액한 후에 명확한 증상 호전이 있으면 수술에 효과가 좋을 것으로 판단하고 신경외과에 협진한 후 수술을 진행해요.

그러면 환자의 뇌척수액을 배액한 후에도 증상 호전이 없는 경우에는 수술을 하지 않는 건가요? 그렇다면 어떤 치료가 이루어지나요?

뇌척수액 배액을 반복해도 반응이 없어 수술에 적합하지 않다고 판단되면 대증치료를 하게 돼요. 환자의 증상이 뇌실 확장과는 별개로 다른 원인에 의해서 발생하였을 가능성도 완전히 배제할 수 없기 때문에 항파킨슨약물을 투여하여 증상 호전 여부를 관찰할 수 있어요. 반대로 수술 적응증에 해당되지만 환자의 전신 상태로 인해 수술이 불가한 경우에는 수술 대신 뇌척수액 배액을 반복적으로 시행하기도 해요.

아하, 그렇군요! 궁금한 것이 많았는데 이제 좀 알 것 같아요.

지금까지 주요 신경계 질환에 대해 살펴보았어요. 처음 입사하여 낯설고 두려웠던 마음이 조금은 해소되었을까요?

그렇기도 하지만, 제가 배운 내용을 임상에서 잘 적용할 수 있을지 모르겠어요. 막상 환자를 보게 되면 당황스러운 마음이 더 크거든요. 앞으로 공부해야 할 것이 더 많은 것 같아요.

맞아요. 사실 지금까지 함께 살펴본 내용은 다양한 신경계 질환 중 극히 일부이기도 하고, 임상에서는 예측하지 못했던 다양한 상황에 부딪히면서 어려움을 겪게 될 수 있어요. 하지만 평소 내가 공부한 내용을 머릿속에 잘 정리해 놓고 있다면, 처음에는 당황스러울 수 있어도 환자를 어떻게 간호해야 하는지 점차 보이게 될 거예요.

그러기 위해서는 환자를 볼 때 새롭게 알게 된 의학용어나 질환, 약물에 대해서 항상 본인이 주도적으로 공부하는 자세가 필요하고, 어떤 처방이 났을 때 단순히 처방을 수행하는 데 그치는 것이 아니라 이 처방이 왜 났는지를 생각해 보아야 해요.

MEMO

부 록

신경과 환자에게서 자주 발생하는 문제와 간호

선생님! 환자들이 두통을 자주 호소하는데, 어떻게 하면 좋을까요?

두통뿐만 아니라 환자가 불편함을 호소하거나 상태 변화가 있을 때 기본적으로 V/S을 측정하고 의사에게 알린 후 약물 투여 등 적절한 조치를 취해야 하는데, 그것보다도 제일 먼저 정확한 통증 사정이 필요해요.

통증을 사정할 때에는 통증이 느껴지는 부위는 어디이고 어떠한 양상인지, 동반되는 다른 증상은 없는지, 무엇에 의해 완화되고 악화되는지, 통증이 얼마나 심한지, 통증이 발생한 상황과 시점은 어떤지, 통증이 얼마나 지속되는지를 빠르고 정확하게 사정해야 해요.

- **통증의 PQRST**
  ① 통증의 위치(Position)
  ② 통증의 양상(Quality)
  ③ 통증 완화 및 악화 요인(Relieving or aggravating factor)
  ④ 통증의 강도(Severity)
  ⑤ 통증의 시기(Timing)

통증은 환자마다 주관적으로 느끼는 것인데 어떻게 객관적으로 사정할 수 있나요?

통증의 강도를 사정할 때 통증 척도를 사용하는데, 그중에서도 흔히 사용하는 도구인 NRS(숫자 통증 등급, Numeric Rating Scale)와 VAS(시각 통증 등급, Visual Analog Scale) 그리고 FPRS(얼굴 통증 등급, Faces Pain Rating Scale)에 대해 살펴보도록 할게요.

① **NRS**
0부터 10까지의 숫자 중 전혀 안 아픈 것이 0점, 본인이 상상할 수 있는 가장 심한 통증이 10점이라고 했을 때 환자가 느끼는 통증의 강도에 해당되는 숫자를 말로 표현하도록 하는 방법이에요.

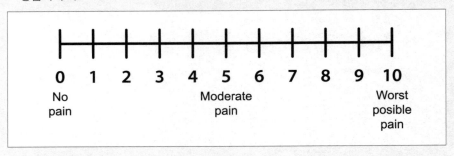

② VAS

NRS와 비슷한 개념으로, 왼쪽 끝에는 '통증 없음', 오른쪽 끝에는 '못 견딜 정도로 극심한 통증'이라고 적힌 10cm의 직선상에 환자가 느끼는 통증의 강도를 표시하도록 하고, 왼쪽 끝에서 환자가 표시한 지점까지의 거리를 측정하여 숫자로 나타내는 방법이에요.

③ FRPS

웃고 있는 얼굴부터 우는 얼굴까지 6개의 얼굴 표정을 각각 가리키며 통증의 정도를 설명한 후 환자가 느끼는 통증에 적합한 얼굴 표정을 선택하도록 하는 방법이에요. 주로 의사소통에 장애가 있는 환자에게 적용해요.

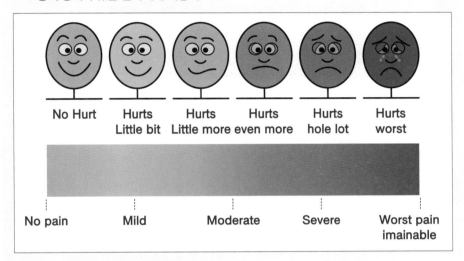

환자가 NRS 5점의 두통을 호소해서 의사에게 노티했더니 타이레놀이 처방 났어요. 약물 복용 후 환자는 NRS 1점까지 통증이 감소되었다고 해요.

아주 좋아요. 통증에 대한 중재 후 재사정을 하는 것은 초기 사정과 더불어 중요한 간호 행위예요. 일반적으로 경구약 투여 시 1시간 후, 비경구 약물 투여 시 15분 후에 재사정을 통해 효과가 어느 정도 있는지를 파악한 후 필요시 추가 중재를 할 수 있어요.

TIP **통증 표현하도록 하기**

환자에게 통증을 표현할 수 있도록 교육하는 것도 중요해요. 보통 진통제를 맞으면 내성이 생긴다 등의 잘못된 오해로 인해 통증을 참는 경우가 있는데, 참다가 진통제를 맞아도 효과가 없는 경우가 많아 더 강한 진통제를 맞게 될 수 있어요. 그러므로 환자에게 통증은 있을 수 있으며 몸의 신호일 수 있기 때문에 언제든 간호사에게 알려야 함을, 진통제가 위험하지 않음을 알려줘야 해요.

 환자가 통증을 호소하는데 항경련제가 처방 났어요. 왜 그런 거죠?
항경련제를 진통제로 사용하기도 하나요?

 먼저 환자가 통증을 어떻게 호소했는지를 얘기해 줄래요?

 음… 양 발바닥부터 종아리까지 저리고 화끈거리는 통증이 NRS 4점 정도로 있고,
특히 밤에는 더욱 심해진대요.

 신경병증성 통증(Neuropathic pain)을 호소하고 있는 것 같군요. 신경병증성 통증은 신경계의 손상이나 기능 이상에 의해 발생하는 통증으로 앞서 배운 삼차신경통, 대상포진 후 신경통(Postherpetic neuralgia), 당뇨병성 신경병증 등이 해당되며 환자는 주로 화끈거리는 듯한(Burning), 찌르는 듯한(Stabbing) 통증이나 전기가 오는 것처럼 저린 느낌(Tingling), 감각저하, 이상감각 등을 호소해요.

일반적으로 조직 손상에 의해 나타나는 침해수용성 통증(Nociceptive pain)과 달리 진통제로도 통증 조절이 잘되지 않는 특징이 있고, 대부분 만성적으로 오래 지속되기 때문에 환자의 삶의 질을 크게 떨어뜨릴 수 있어요.

여러 여러 연구에 의해 신경병성 통증에 효과가 입증된 약제들이 밝혀졌는데, Gabapentin, Pregabalin, Carbamazepine, Lamotrigine, Topiramate 등의 항경련제를 비롯하여 Amitriptyline, Nortriptyline 등의 삼환계 항우울제, Tramadol, Baclofen 등을 사용할 수 있어요.

 통증이 만성적으로 지속되면 우울해질 것 같아요.

 맞아요. 아무래도 통증 기간이 오래 지속되다 보면 일상생활에도 큰 영향을 미치기 때문에 수면장애나 우울증, 불안장애 등을 경험할 수 있어요. 환자는 같은 증상에 대해 여러 번 이야기할 수 있고 약을 먹어도 효과가 없다며 치료에 비협조적일 수 있는데, 이러한 특성을 이해하고 정서적인 지지를 해주는 것도 필요해요.

선생님! 환자분이 식사 도중 기침을 해요. 음식을 삼키다가 사레가 들린 것 같아요. 이럴 땐 어떻게 해야 하나요?

환자가 음식을 삼키는 데 어려움이 있는 모양이에요.

일단은 식사를 멈추게 하고, V/S을 비롯하여 피부의 청색증(Cyanosis) 유무 등 전반적으로 환자 상태에 이상이 없는지 살펴보아야 해요. 가벼운 상황으로 생각할 수 있지만 음식을 삼키는 데 어려움이 있는 환자는 음식물이 식도가 아닌 기도로 흡인되면서 자칫 호흡곤란을 야기하거나, 흡인을 통해 폐가 세균에 감염되면서 폐렴으로 진행될 수 있어요. 이를 흡인성 폐렴(Aspiration pneumonia)이라고 하는데, 신경계 질환을 가진 환자의 주된 사망 원인이기도 하죠.

그렇군요. 입원 당시에 L-tube를 통해 영양 공급을 받던 환자분이 재활치료를 거치며 점차 구 강으로 식사하게 되는 경우가 많은데, 식사하실 때 더욱 유심히 관찰해야겠어요.

맞아요. 특히 치료 과정 중에 처음으로 구강을 통한 식사를 시도하는 경우에 흡인 위험성이 크기때문에 주의해야 해요.

주로 어떤 것을 유심히 살펴봐야 할까요?

먼저 삼킴(Swallowing)이란 음식물이 구강에서 인두와 식도를 거쳐 위로 보내지는 과정을 말 하는데, 이 과정에 생기는 이상을 삼킴장애 또는 연하곤란(Swallowing disorder, Dysphagia) 이라고 해요. 따라서 음식을 삼키는 것뿐만 아니라 음식을 삼키는 과정 중 어느 하나라도 문 제가 있으면 연하곤란이 생기기 때문에 식사 전반에 걸친 관찰이 필요해요.

• 연하곤란 시 나타나는 증상
- 침 또는 음식물을 많이 흘린다.
- 음식물을 삼키지 않고 입안에 머금고 있거나 입 밖으로 내뱉는다.
- 음식을 삼키는 시간이 오래 걸린다.
- 식사 중이나 식사 후에 기침을 한다.
- 음식을 삼킨 뒤 입안에 잔여물이 남거나 젖은 소리가 난다.
- 식사 후 목 안에 무언가 걸린 듯한 느낌이 든다.

선생님! 환자분이 연하보조식 1단계로 식사를 하시다가 연하보조식 2단계로 식이 처방이 바뀌었어요. 연하보조식은 단계에 따라 어떤 점이 다른가요?

 연하보조식은 연하곤란이 있는 환자가 좀더 쉽게 음식을 씹거나 삼킬 수 있도록 식사의 점도를 조절하여 제공하는 식사로 환자의 연하 능력, 흡인 위험성에 따라 단계적으로 진행하게 돼요. 1단계는 걸쭉한 미음과 같은 형태이고, 3~4단계로 갈수록 정상 식이에 가까워져요.

 '액체 섭취 시 점도증진제(Thickener)를 섞어 먹으라'는 처방이 있어요.
점도증진제는 무엇이고 어떻게 사용하나요?

 액체는 고형물보다 흡인 위험성이 더욱 높기 때문에 환자가 액체를 섭취할 때 점도가 형성되도록 섞어주는 거예요. 분말로 되어 있고 섞는 양에 따라 꿀, 요플레, 푸딩과 같은 형태로 액체의 점도가 달라지는데, 환자가 섭취하는 식이의 점도와 비슷하게 섞는 양을 조절해 주면 돼요.
점도증진제는 물에 넣었을 때 굳어서 덩어리지는 경우가 많기 때문에 점도에 맞게 묽기가 조절될 때까지 저어주는 게 중요해요.

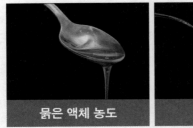 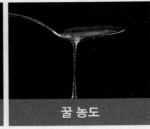 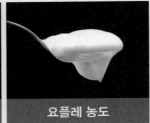

| 묽은 액체 농도 | 꿀 농도 | 요플레 농도 |

• 연하곤란 시 식이 교육 사항
- 앉은 자세 90도, 고개를 숙인 상태를 유지합니다.
- 숟가락 1/3 정도로 소량씩 섭취하며, 입안에 음식물이 남아 있지 않을 때에 섭취합니다.
- 식사 후 20~30분간 Sitting position을 취해 역류를 방지합니다.
- 액체 섭취 시 처방에 따라 점도증진제를 섞어 섭취합니다.
- Cup drinking은 금지하고 빨대나 숟가락을 사용하도록 합니다.

환자가 호흡곤란을 호소해서 SpO2를 측정했더니 88%가 나왔어요. 어떻게 해야 하나요?

 우선 SpO2가 정확하게 측정되었는지 확인해 주세요. Pulse oximeter(맥박 산소포화도 측정기)가 손가락 또는 발가락 말단부에 올바르게 끼워져 있는지 확인하고, 말초 순환이 적절하지 않은 경우에는 귓불에 센서를 부착하여 재측정해 주세요. 또한 호흡곤란 시 RR, HR의 변화도 있을 수 있어서 V/S을 함께 확인하고, 호흡음을 청진해 보아야 해요.

환자에게 좌위 또는 반좌위를 취하게 하여 호흡을 편하게 할 수 있도록 도와주고, 기침과 심호흡을 격려해 주세요. 환자 스스로 기도 분비물을 배출하기 어려운 경우에는 Suction을 시행해요.

이런 기본적인 처치가 끝난 후에는 의사에게 노티하여 산소 공급이나 Nebulizer 등의 추가적인 처치가 필요한지 상의하고, 필요한 Lab을 시행할 수 있어요.

✔ TIP   옆으로 누웠을 때, SpO2가 저하된다면?

Pneumonia가 동반된 환자는 병변이 대칭적이지 않은 경우가 있어요. 예를 들어 Sitting position 시 SpO2 유지가 잘되던 환자가 Lateral position으로 체위 변경 시 SpO2가 쭉쭉 떨어지게 되면 O2를 성급하게 올리거나 주치의에게 노티하지 말고 반대쪽으로 Lateral position을 하거나 다시 Sitting position을 취해 준 뒤 SpO2 추이를 지켜보는 게 좋아요.

 신경근육질환을 가진 환자는 병이 진행됨에 따라 호흡곤란을 호소하는 경우가 많은 것 같아요.

 호흡곤란은 다양한 원인에 의해 발생할 수 있는데, 방금 말한 환자처럼 신경근육질환을 가진 환자는 호흡에 사용되는 호흡근이 약화되면서 호흡곤란을 호소하게 되죠.

신경과 질환 중 대표적으로 ALS, MG, GBS 질환에서 호흡근 침범으로 호흡근이 약화되면서 서서히 호흡량이 줄고, 얕은 호흡을 함에 따라 이산화탄소가 배출되지 못하고 점점 혈중에 쌓이면서[CO_2 retention(Hypercapnia)] 호흡성산증(Respiratory acidosis)이 생기게 되는데, 이를 근본적으로 해결하기 위해서는 결국 기계환기에 의존할 수밖에 없어요.

호흡근이 약화된 환자는 기도 분비물의 배출도 어려워지기 때문에 Suction을 자주 해주거나 흉부물리요법 등을 통해 기도 분비물을 적절히 배출해 주는 간호가 가장 중요해요.

4 출혈 위험성(Bleeding Risk)

신경과 환자 중에는 항혈전제 혹은 항응고제를 복용하는 경우가 많은데요,
이러한 약제를 복용하는 환자를 간호할 때에는 어떤 점을 주의해야 할까요?

항혈소판제 혹은 항응고제를 복용하는 환자는 항상 출혈 위험성을 염두에 두고 있어야 해요.
피부의 점상 출혈, 비출혈, 잇몸출혈, 월경과다, 혈뇨, 흑색변 등 다양한 증상이 나타날 수 있
기 때문에 신체 전반의 출혈 경향(Bleeding tendency)을 관찰해야 해요.

특히 위장관 출혈은 아스피린과 같은 항혈소판제 복용 시 나타날 수 있는 가장 흔한 부작용
이에요. 이전에 소화성궤양의 병력이 있거나, NSAIDs(Non-Steroidal Anti-Inflammatory
Drugs, 비스테로이드성 소염진통제)를 병용하는 경우에는 위장관 출혈의 위험이 증가하기
때문에 환자의 과거력과 복용하고 있는 약물에 대해 파악해야 해요.

항혈소판제 사용 시 위장관 출혈을 예방하기 위해 소화성궤양 치료약물인 PPI(Proton Pump
Inhibitor, 프로톤펌프억제제)를 병용하도록 권고되는데, PPI 또는 위보호제가 처방에 포함되
어 있는지 확인해 보는 것도 필요하죠.

항응고제를 사용하는 경우이면 멍이 잘 생기거나 지혈이 잘 안될 수 있기 때문에 외상에 주의
하도록 하고, 근육주사(IM) 시 혈종이 생길 수 있으므로 되도록 피하는 것이 좋아요.

항혈소판제를 복용하는 환자가 치과 시술을 앞두고 있다며 약물을 중단해야 하는지 문의했어요.
이런 경우 어떻게 해야 하나요?

항혈소판제 혹은 항응고제를 복용하는 환자는 출혈 위험이 높은 시술이나 수술 전 일정 기간
약제를 중단해야 할 수 있어요. 하지만 무조건 약물을 중단하는 것이 아니라 약물 중단에 따
른 혈전 발생 위험도와 시술이나 수술 시 출혈 위험도를 비교하여 환자에게 더 유익한 방향으
로 결정되므로 주치의에게 알린 후 상의하도록 해요. 환자가 임의로 약물 복용을 중단하면 더
큰 위험을 초래할 수 있기 때문에 퇴원 시에도 이러한 상황이 생긴다면 반드시 의료진에게 알
리도록 교육해야 해요.

환자분이 중환자실에서 병동으로 올라오시면서 그동안 유지하고 있던 유치도뇨관을 제거하고 오셨어요. 그런데 환자분께서 요의감은 있지만 소변이 잘 나오지 않는다고 해요.
어떻게 하면 좋을까요?

유치도뇨관을 유지하고 있는 동안에는 방광의 용적이 늘어나지 않기 때문에 방광의 긴장도가 상실될 수 있어요. 그래서 장기간 가지고 있던 유치도뇨관을 제거하면 자가 배뇨(Self voiding)를 회복하는 데 어려움이 있을 수 있어요.

따라서 유치도뇨관 제거 후 일정 시간 간격을 두고 배뇨 양상을 관찰하는 것은 매우 중요한데, 처방에 따라 다르지만 보통 4시간 간격으로 배뇨 여부와 함께 복부팽만(Abdominal distension) 유무를 확인하고 배뇨 후 잔뇨(Residual Urine, RU)가 있는지 확인해야 합니다.

정상 잔뇨량은 50ml이지만, 환자마다 배뇨 양상과 배뇨량의 추이를 확인하여 잔뇨량을 어느 정도까지 관찰할 것인지 주치의와 상의하는 것이 좋아요.

이 환자처럼 요의감은 있으나 소변 배출이 잘되지 않는 경우는 방광을 가볍게 압박하거나 배뇨 반사를 유도하여 배뇨를 도와줄 수 있고, 반대로 요의감을 전혀 느끼지 못하는 경우에는 요의감이 없더라도 정해진 시간 간격에 따라 배뇨할 수 있도록 교육해야 해요.

자가 배뇨 후 잔뇨는 어떻게 확인하나요?

Nelaton(단순도뇨) 또는 Bladder scan(방광 초음파)을 통해 측정할 수 있어요. 이 환자와 같이 유치도뇨관을 삽입했다가 제거한 경우 외에도 신경과에 입원한 환자는 질병 특성상 배뇨에 관여하는 신경의 손상으로 인해 요정체, 빈뇨, 야간뇨, 요실금 등 다양한 배뇨장애를 겪는 경우가 많은데, 이를 신경인성방광(Neurogenic bladder)이라고 해요.

이러한 배뇨장애는 요로감염이나 신장 손상 등의 2차적인 문제를 유발할 수 있기 때문에 간호사가 관심을 가지고 배뇨 양상을 관찰하는 것이 좋아요.

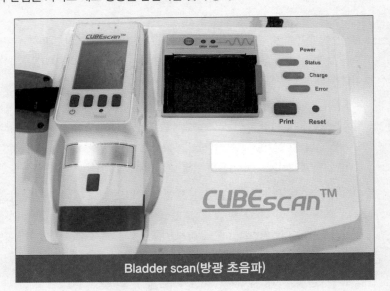

Bladder scan(방광 초음파)

 신경인성방광은 어떻게 치료하나요?

 비뇨의학과 협진을 통해 적절한 약물 치료를 하거나, 간헐적 자가 도뇨를 시행할 수 있어요.

보통 치료를 시작하기 전 배뇨일지를 작성하게 되는데, 일정 기간의 배뇨 시간과 배뇨량, 환자가 인지한 증상을 직접 기록하도록 하는 것으로, 정확한 진단과 치료 시에 참고할 수 있는 기초자료가 되기 때문에 매 라운딩 시에 이를 확인하고 환자가 잘 작성할 수 있도록 도와주어야 해요.

6 낙상(Fall down)

 신경과 질병 특성상 사지 위약감이나 보행장애가 있어서 이동 시에 워커, 휠체어 등을 사용하는 경우가 많은데요, 그만큼 낙상 위험성이 높아서 주의가 필요할 것 같아요.

 맞아요. 낙상사고가 발생하면 환자의 재원 일수가 늘어나고 그에 따른 여러 합병증이 생길 수 있기 때문에 항상 주의해야 해요. 낙상은 예기치 않은 사고이기도 하지만, 간호사는 환자와 가장 가까이에 있는 의료인으로서 지속적인 관찰과 교육, 안전한 환경 관리를 통해 낙상으로부터 환자를 보호해야 해요.

 낙상사고가 일어나면 당황스러울 것 같아요. 어떻게 대처해야 할까요?

 낙상한 환자를 발견했을 때는 우선적으로 의식 상태를 살피고, V/S을 체크해야 해요. 또한 환자를 침상안정 하도록 한 후 이벤트가 있기 전 환자의 신경학적 상태와 비교하여 달라진 점이 있는지 사정하고, 신체 전반적으로 손상이 있는지 살피는 것이 필요해요.

주치의에게 노티하여 우선적으로 환자에게 필요한 응급 처치가 끝난 후에는 낙상이 어떠한 상황에서 어떻게 일어났는지 정확하게 파악하여 기록하는 것이 중요한데, 병원마다 마련된 환자 안전사고 보고서 양식에 따라 낙상이 일어난 경위를 보고하는 절차가 필요해요. 또한 향후 낙상 사고를 줄이기 위해 낙상 위험 요인을 재사정하고, 예방 활동을 실시해야 해요.

 낙상사고를 줄이기 위해서는 어떤 예방 활동이 필요한가요?

 우선 낙상 고위험군으로 분류된 환자는 병원의 규정에 따라 팔찌, 침상 표지판 등으로 낙상 고위험군임을 누구나 알 수 있도록 표시하고, 매 라운딩 시에 침상의 보조난간(Side rail)이 올려져 있는지, 침대바퀴의 잠금 장치가 잠겨 있는지 확인해야 해요.

또한 환자에게 슬리퍼 대신 뒷축이 있는 운동화 형태의 미끄럽지 않은 신발을 신도록 교육하고, 환의 바지가 바닥에 끌리지 않도록 밑단을 접어줍니다.

병동에서 근무하다 보면 특히 밤 사이에 환자 혼자서 화장실로 이동하다가 낙상하는 경우가 많은데, 이동 시 반드시 보호자와 동행하거나 도움이 필요하면 간호사를 호출하도록 교육해야 해요. 자기 전 화장실에 다녀오도록 하고, 밤 사이에도 보조 조명을 이용하여 최소한의 밝기를 유지해주는 것이 좋아요.

7 # 욕창(Bedsores, Pressure ulcers)

 Bed ridden(와상) 환자의 욕창 예방 간호가 궁금해요.

 Bed ridden 환자뿐만 아니라 신체를 움직이는 데 제한이 있거나 감각을 잘 느끼지 못하는 환자는 신체의 한 부위(주로 뼈가 돌출된 부위)에 지속적으로 압박이 가해져 욕창이 생기기 쉬워요.

따라서 욕창이 잘 발생하는 부위를 자주 사정하고 2시간 간격으로 체위를 변경해 주는 것이 필요하며, 공기 침대 또는 폼 매트리스를 이용하여 압력이 분산되게 해주거나 뼈가 돌출된 부위에 베개를 덧대 주면 도움이 되죠. 또한 피부를 항상 청결하고 건조하게 유지해야 하며, 각종 Line이나 리넨의 주름으로 인해 피부가 눌리지 않도록 해야 해요.

뇌경색으로 인해 편측 마비가 온 환자 중 몇몇은 재활치료를 받으면서 관절 구축을 예방하기 위해 보조기를 착용하는 경우가 있어요. Arm sling이나, 발목 보조기 등이 그 예인데, 뼈 돌출 부위(복숭아뼈, 팔꿈치, 어깨 등)가 보조기에 지속적으로 닿으면서 욕창으로 진행되는 경우가 많아요. 이런 환자의 경우에는 보조기를 2시간 동안 착용 후 1시간 휴식을 한다든지, 욕창 발생 위험 부위에 예방적 드레싱을 적용하는 등의 욕창 예방 중재가 필요합니다.

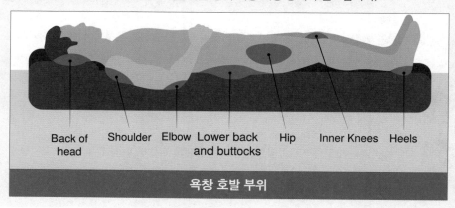

| Back of head | Shoulder | Elbow | Lower back and buttocks | Hip | Inner Knees | Heels |

욕창 호발 부위

이미 욕창이 발생했을 때에는 어떻게 하나요?

 욕창을 처음 발견한 시점에 사진을 찍어두고, 욕창의 위치와 단계, 크기를 사정하여 기록해요. 욕창의 단계에 적합한 드레싱을 실시하고, 병원의 정해진 규정대로(ex. 주 1회) 일정 기간마다 욕창 상태를 재사정하는 것이 필요해요.

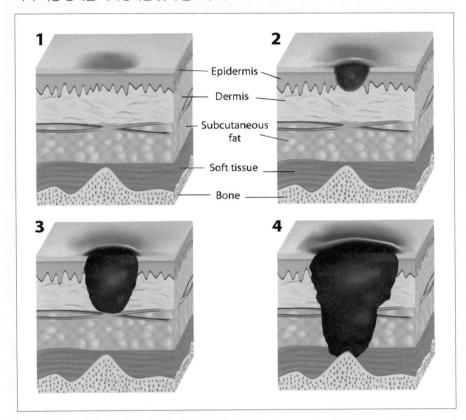

■ Reference

- 강봉희, 김재일(2015). 시야 장애. Clin Neuroophthalmol 2015 June; 5(1): 27-32.

- 고상배(2011). 뇌압과 혈역학. J Neurocrit Care 2011; 4: 35-41.

- 구본대 외(2011). 한국형 치매임상진료지침 소개. J Korean Med Assoc 2011 August; 54(8): 861-875.

- 김명우, 김진(2016). 한국에서의 급성 안면마비 환자에 대한 조기 스테로이드치료의 의미와 중요성.
  Korean J Otorhinolaryngol-Head Neck Surg 2016; 59(5): 346-352.

- 김재문, 김수영(2019). 단계별 뇌전증지속상태의 치료. Epilia: Epilepsy Commun 2019; 1(1): 11-17.

- 뇌졸중임상연구센터(2015). 뇌졸중 진료지침.

- 대한감염학회 외(2012). 국내 성인 세균성 수막염의 임상진료지침 권고안. Infect Chemother 2012; 44(3): 140-163.

- 대한뇌전증학회(2015). 뇌전증의 약물치료 지침.

- 대한배뇨장애요실금학회(2011). 신경인성방광 지침서.

- 대한신경과학회(2017). 신경학. 범문에듀케이션

- 대한영상의학회 외(2016). 주사용 요오드화 조영제 및 MRI용 가돌리늄 조영제 유해반응에 관한 한국 임상진료지침.

- 문동언(2003). 신경병증성 통증. 2003년 대한임상건강증진학회 추계학술대회 연수강좌: S245-S252.

- 민양기, 김승민(2010). 경두개 초음파의 임상적 응용. Journal of Neurosonology 2010; 2(1): 10-13.

- 박건우(2011). 이상운동장애의 치료: 파킨슨병을 중심으로. J Korean Neurol Assoc 2011; 29(2): 54-61.

- 박수현, 정상욱(2017). 뇌졸중 최신지견 II. 대한신경과학회 2017년도 제36차 춘계학술대회 강의록: 67-70.

- 박윤희, 성덕현(2013). 신경병증성 통증의 치료: 약물치료의 가이드라인과 운동치료의 역할. Clinical Pain 2013; 12(2): 66-74.

- 박지윤(2012). 시야 장애와 시야 검사. Clin Neuroophthalmol 2012 December; 2(2): 71-76.

- 백원기 외(2011). 한국의 근위축성측삭경화증: 임상 특징 및 예후 예측 인자. J Korean Neurol Assoc 2011; 29(1): 16-24.

- 백현석 외(2015). 급성허혈뇌졸중 환자의 급성증상발작: 발생률 및 예측인자. J Korean Neurol Assoc 2015; 33(2): 89-96.

- 범재원, 한태륜(2013). 뇌질환 환자에서의 연하곤란 치료법. J Korean Med Assoc 2013 January; 56(1): 7-15.

- 서울대학교 의과대학 신경과학교실(2013). 전공의들이 쓴 의과대학생, 전공의를 위한 신경과 매뉴얼. 고려의학.

- 성재훈(2008). 신경혈관계 집중치료 관점에서 본 뇌실질내 출혈 및 뇌지주막하 출혈. J Neurocrit Care 2008; 1: 65-72.

- 성재훈(2009). 뇌 동맥류성 지주막하 출혈의 치료지침. J Neurocrit Care 2009; 2(1): S32-S42

- 신제영, 이광우(2015). 근위축성 측삭경화증의 진단과 치료. J Korean Med Assoc 2015 February; 58(2): 131-138.

- 오선영(2013). 시력소실. Clin Neuroophthalmol 2013 December; 3(2): 91-96.

- 오응석, 이애영(2016). 경도인지장애. J Korean Neurol Assoc 2016; 34(3): 167-175.

- 오지영(2016). 말초신경병. Korean J Med 2016; 90(5): 394-401.

- 윤별아 외(2019). 길랭-바레증후군의 최신 지견. J Korean Neurol Assoc 2019; 37(1): 8-19.

- 윤혜원, 나정호(2016). 허혈성 뇌졸중 치료의 최신지견. J Korean Med Assoc 2016 October; 59(10): 775-784.

- 이승한(2012). 동향주시장애. Clin Neuroophthalmol 2012 June; 2(1): 22-26.

- 이재정(2019). 파킨슨병의 약물 치료. J Korean Neurol Assoc 2019; 37(4): 335-344.

- 이태경, 성기범(2004). 안구운동 및 안진의 기초. 대한평형의학회지 2004; 3(1): 7-24.

- 이호선, 박민수(2016). 중추신경계 질환에서 배뇨장애. Journal of Pain and Autonomic Disorders 2016 December; 5(2): 27-30.

- 임태성 외(2008). 정상압 수두증의 지름술 대체요법으로서의 반복적인 요추천자에 대한 연구.
  Dementia and Neurocognitive Disorders 2008; 7: 33-38.

- 정선주(2012). 손떨림의 진단과 치료. J Korean Med Assoc 2012 October; 55(10): 987-995.

- 정진헌(2016). 뇌부종의 병태생리. J Neurocrit Care 2016; 9(2): 59-62.

- 주인수(2014). 중증근무력증과 기타 신경근육이음부질환의 진단.
  Korean Journal of Neuromuscular Disorders 2014 June; 6(1): 7-11.

- 중환자전문간호교육과정협의회(2014). 신경계 중환자 간호. 군자출판사

- Christine A. Fedorow 외(2010). Lumbar Cerebrospinal Fluid Drainage for Thoracoabdominal Aortic Surgery:
  Rationale and Practical Considerations for Management. Anesthesia & Analgesia 2010 July; 111(1): 46-58.

프셉마음 신규 간호사를 위한 진짜 실무 팁 [신경과편]

초판 1쇄 발행 : 2022년 5월 6일

초판 8쇄 발행 : 2024년 6월 17일

발행처 : 드림널스

저자 : 신사랑

책임 편집 : 제갈성희

편집 : 고은희

자문 및 감수 : 한림대학교 동탄성심병원 신경과 임상강사 홍유하

서울아산병원 신경과 전문간호사 한정희

한림대학교 동탄성심병원 신경계 중환자실 수간호사 이은희

분당서울대학교 전 신경과병동, 현 응급병동 13년 차 간호사 김사랑

한림대학교 동탄성심병원 신경과 병동 7년 차 간호사 유연지

삼성서울병원 신경과 병동 간호사 이경현

교정교열 : 신수일

디자인 : 민혜빈

일러스트 : 민혜빈, 윤, 김도혁

드림널스 온라인강의
www.dreamnurse.co.kr

드림널스 스마트스토어
smartstore.naver.com/nourseforus

· 카카오톡 플러스친구 : 드림널스   · 인스타그램 : dreamnurse7   · 유튜브 : 널스맘

- 이 책의 저작권은 드림널스에 있으며, 저작권법에 따라 무단 전재와 복제를 금합니다.

- 실무 기반 도서로 병원별 지침 및 특성에 따라 차이가 있을 수 있습니다.

- 판쇄에 따라 내용 차이가 발생할 수 있으며 이는 드림널스 홈페이지를 통해 공지하겠습니다.

드림널스는 여러분의 간호 업무 중에 어려우셨던 부분과 도서에 대한 아이디어를 기다리고 있습니다.

드림널스 출판사를 통해 책 출간을 원하시는 분들은 아래의 메일주소로 출간제안서를 보내주시기 바랍니다.

드림널스 메일주소 : dreamnurse7@naver.com

간호사, 간호학생을 위한 임상 실무서 프셉마음

드림널스에선 오늘도 성장통을 겪고 있을 간호사분들을 위해 각 분야의 전문가인 선배 간호사들이
먼저 경험한 실무 노하우를 모았습니다. 후배의 성장을 응원하는 프리셉터의 따뜻하고 진심어린
마음을 담아 탄생한 도서. '프셉마음'을 여러분께 전합니다.

· 감염관리실편
· 감염환자 간호편
· 기초편
· 내과 환자파악편
· 내분비계 간호편
· 내시경실편
· 마취회복실편
· 비뇨의학과편(핸드북)
· 산부인과편
· 상처·장루편
· 소화기 간호편

· 신경과편
· 신생아중환자실편
· 심혈관계편
· 아동간호편
· 약물계산편(핸드북)
· 약물편(핸드북)
· 영상의학과편
· 외과편
· 응급실편
· 의학용어편 I : 외과계(핸드북)
· 의학용어편 II : 내과계(핸드북)

· 이비인후과편(핸드북)
· 인공신장실 실무편
· 인공신장실 이론편
· 입문편
· 정맥주사편(핸드북)
· 정형외과편
· 중환자 환자파악편
· 중환자간호 입문편
· 혈액검사 해석 및 간호편
· 혈액종양내과 입문편
· 호흡기간호 입문편

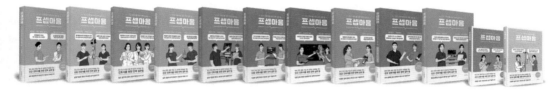

핵심을 모은 드림널스 도서 패키지

신규 간호사 입사 패키지

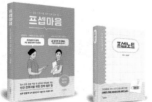

입문편　　프셉노트-기본편

중환자 간호 패키지

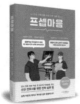
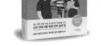

중환자 간호 입문편　중환자 환자파악편

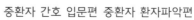

약물 마스터 패키지

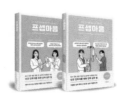

약물편　　약물계산편

드림널스 도서 콘텐츠는 온라인, 오프라인 서점
및 드림널스 홈페이지에서 만나볼 수 있습니다.

드림널스 도서, 굿즈, 온라인강의

www.dreamnurse.co.kr

바로가기